La collection Ressources & Sens

Cherchant à donner du sens à notre vie, nous nous tournons souvent vers l'extérieur et demandons aux autres de nous apporter solutions et réconfort. Or, nous avons déjà en nous tous les champs des possibles, des ressources qu'il nous suffit d'identifier et de développer. Cette collection vous y invite dès à présent.

François Vincensini, *Numérologie karmique*, 2021.

Sophie Brarda, *Se réaliser avec le tarot*, 2021.

Carmen Folguera, *La Voie du Yi Jing*, 2021.

François Lallier, *Expériences de mort imminente*, 2020.

Joëlle Portalié, *Développez vos facultés de voyance*, 2020.

Gérard Grenet, *Secrets de chaman urbain*, 2020.

Amy B. Scher, *Vous aussi, vous êtes guérisseur !*, 2020.

Lila Rhiyourhi, *Nettoyez votre énergie*, 2019.

Lila Rhiyourhi, *Vous aussi, vous êtes médium*, 2019.

Pedro Siqueira, *Vous aussi, vous avez un ange gardien !*, 2019.

Christian Bourit, *Vivez pleinement : vivez quantique !*, 2019.

Lila Rhiyourhi, *Vous aussi, vous êtes magnétiseur !*, 2018.

Carole Berger, *Les fabuleux pouvoirs de l'Ho'oponopono*, 2018.

Pascal de Clermont, *Révélez le mentaliste qui est en vous !*, 2018.

DE LA MÊME AUTEURE, AUX ÉDITIONS LEDUC

Nettoyez votre énergie, 2019
Vous aussi, vous êtes médium, 2019
Secrets de guérisseuse, 2020
Protection et purification énergétiques, 2020
Vos cheveux, miroirs de votre âme, 2021
Oracle Messages de Lumière, 2021

Leduc s'engage pour une fabrication écoresponsable !
« Des livres pour mieux vivre », c'est la devise de notre maison.
Et vivre mieux, c'est vivre en impactant positivement le monde qui nous entoure ! C'est pourquoi nous choisissons nos imprimeurs avec la plus grande attention pour que nos ouvrages soient imprimés sur du papier issu de forêts gérées durablement, et qu'ils parcourent le moins de kilomètres possible avant d'arriver dans vos mains ! Pour en savoir plus, rendez-vous sur notre site.

Conseil éditorial : Nathalie Ferron
Édition : Stéphane Séréduik
Correction : Marjolaine Revel
Maquette : Élisabeth Chardin
Couverture : Supernova
Photos : Shutterstock
Photographie de l'auteure : poseuse.be

10, place des Cinq-Martyrs-du-Lycée-Buffon
75015 - Paris France
ISBN : 979-10-285-1163-0

RESSOURCES & SENS

LILA RHIYOURHI

VOUS AUSSI, VOUS ÊTES MAGNÉTISEUR !

LEDUC ÉSO

SOMMAIRE

INTRODUCTION

N'avez-vous jamais rêvé de pouvoir vous soigner et soulager vos proches avec vos seules mains, sans aucun médicament ni appareil, juste par le contact de vos mains ? Grâce à la méthode que je vous propose, vous pourrez le faire facilement pour vous-même et votre entourage.

Oui, le magnétisme est une force présente en chacun d'entre nous. Nous possédons tous une énergie extraordinaire qui n'a pas encore été appréciée. Cette force est peut-être l'un des meilleurs remèdes à la plupart des maux qui s'installent dans nos corps.

NOUS FAISONS TOUS DU MAGNÉTISME SANS LE SAVOIR !

Quand vous soufflez avec amour sur le genou égratigné de votre enfant. Quand vous prenez dans votre main votre pied douloureux. Quand vous massez la nuque crispée de votre compagne ou compagnon. Au travers de tous ces gestes intuitifs, vous tentez d'apporter un soulagement par une action à la fois simple et puissante !

Pour ma part, j'utilise le magnétisme spirite depuis plus de vingt ans et mes expériences m'ont prouvé que chacun d'entre nous a la possibilité de magnétiser.

UN LIVRE PEUT-IL SUFFIRE À DÉVELOPPER SON MAGNÉTISME ?

Plus qu'un livre, je vous offre une méthode issue de mon expérience et de mon enseignement du magnétisme. Elle est conçue pour vous accompagner pas à pas, chapitre après chapitre, dans l'exploration et le développement de votre aptitude naturelle. Je vous livrerai tous les codes et les secrets qui font la réussite d'un soin énergétique.

Si vous suivez cette méthode, vous allez pouvoir développer rapidement votre magnétisme et vos perceptions. Tout au long de cet ouvrage, je vais vous aider à démarrer, à persévérer et à progresser. Des astuces et des conseils issus de ma pratique vont vous permettre de réaliser vous-même vos propres soins énergétiques.

Que ce soit dans un livre ou en formation, la véritable question est ailleurs que dans la forme. Ce n'est pas la connaissance du magnétisme qui apporte le soulagement, c'est sa pratique ! Si vous vous entraînez quotidiennement et qu'en parallèle vous méditez, vous perfectionnerez la maîtrise de vos pensées et de vos émotions, et vous progresserez rapidement. Sachez que la seule limite au développement de votre faculté, c'est vous-même : vos croyances, vos pensées, vos émotions et vos habitudes de vie.

Après avoir suivi l'entraînement de ce livre, vous saurez déjà apaiser nombre de douleurs et réaliser des soins énergétiques complets. Ce qui fera ensuite la qualité d'un magnétiseur ou d'un énergéticien, c'est son expérience, son mode de vie et son éthique. Il travaille en coopération avec le monde médical et ne prétend jamais pouvoir s'y substituer.

APPRÊTEZ-VOUS À TRANSFORMER VOTRE VIE !

Accroître votre magnétisme va vous conduire à découvrir un monde nouveau, le monde de l'invisible et de l'énergie ! Cela va considérablement transformer votre vie. Vous allez accéder à un nouveau niveau de compréhension des choses et acquérir un immense pouvoir d'action sur votre vie : vous la rendrez plus belle, plus joyeuse, plus créative ! De cette aventure, vous allez gagner en énergie, en joie, en santé et en paix intérieure.

Nous sommes arrivés à une époque où le magnétisme ne fait plus peur. Il a acquis une place légitime dans nos sociétés. Dans certains pays, magnétiseurs et chirurgiens travaillent en bonne intelligence depuis des années. En France aussi des initiatives émergent çà et là, comme à l'hôpital de Quimper où le service de radiothérapie fournit une liste de magnétiseurs à la demande des patients.

En développant vous aussi votre magnétisme, vous allez vous approprier l'un des plus puissants instruments de soin qui existent. Préparez-vous à atteindre un nouvel état de bien-être et à transformer votre vie !

Retrouvez-moi sur mon site : rhiyourhi-lila.com

PARTIE 1

PARTEZ À LA DÉCOUVERTE DE VOTRE MAGNÉTISME

Au fil des pages, vous allez apprendre à ressentir, à observer et à mesurer l'effet de votre magnétisme. Je vous invite à suivre dans l'ordre chacun des chapitres qui suivent. Toutes les actions proposées adoptent une progressivité qui vous permettra de découvrir et de mettre en pratique votre magnétisme, pas à pas, mais aussi de fortifier votre état d'esprit, partenaire incontournable de votre succès. Ainsi, vous allez intégrer un à un tous les éléments fondamentaux d'un soin énergétique. Vous vous équiperez en connaissances, en maîtrise, et construirez une véritable bibliothèque de ressentis afin de pouvoir, dans une seconde étape, réaliser un soin énergétique efficace en toute autonomie.

Je vous l'ai dit, chacun d'entre vous possède cette force ! Vous pouvez donc tous devenir d'excellents magnétiseurs. Le secret pour réussir est, dans un premier temps, de concentrer vos efforts sur l'entretien d'une bonne hygiène énergétique. Tout ce qui semble extérieur au soin – l'hygiène de vie, l'état émotionnel, la purification, la protection – constitue en réalité les ingrédients qui vont vous permettre d'utiliser votre force avec conscience et responsabilité.

Franchir toutes les étapes suivantes peut vous demander plusieurs semaines. Prenez le temps de l'intégration, n'hésitez pas à recommencer plusieurs fois certains exercices : la transformation qui s'opérera en vous durant ces étapes est la promesse d'un épanouissement harmonieux de votre don.

CHAPITRE 1
QU'EST-CE QUE LE MAGNÉTISME ET POURQUOI LE DÉVELOPPER ?

L'énergie, c'est la vie. Savoir la capter, l'utiliser et la transmettre va transformer votre vie pour le meilleur.

Avant toute chose, je vous propose d'éclaircir ce que j'entends par « magnétisme curatif » et de préciser ce qu'il va vous permettre de faire ou non. Vous commencerez également la pratique avec votre premier exercice !

TOUT D'ABORD, DE QUOI PARLONS-NOUS ?

Le magnétisme est une pratique qui consiste à **savoir utiliser l'énergie présente partout dans l'univers pour la transmettre là où le besoin s'en fait sentir**. L'organisme, ainsi rééquilibré dans ses énergies, peut plus facilement accomplir son propre processus de guérison.

Il s'agit donc d'une pratique de soin énergétique qui vise à **rétablir un fonctionnement harmonieux de l'organisme**. Il peut agir aussi bien sur le plan physique que sur le plan mental ou émotionnel.

Pour magnétiser, vous n'aurez besoin d'aucun appareil, d'aucune molécule. Tout le nécessaire se trouve déjà en vous ! Votre conscience, votre savoir-faire et votre intention de soulager feront le reste.

UN APPAREIL POUR SOIGNER LES BLOCAGES ÉNERGÉTIQUES

Il existe un appareil électronique utilisé en médecine pour détecter les zones de blocages énergétiques du corps et les rééquilibrer grâce à des signaux électromagnétiques. C'est le système « Mora », du nom de ses inventeurs : le médecin Franz Morell et l'ingénieur Erich Rasche. Dans la morathérapie, l'appareil détecte la vibration dysfonctionnelle d'un organe, la corrige et lui restitue la vibration harmonieuse adéquate. Un outil de biorésonance qui préfigure la médecine du futur. Cette thérapie est indiquée dans les allergies, les maladies auto-immunes et tous types de douleurs résistantes. Elle permet aussi de lever des blocages liés à des cicatrices... Des recherches cliniques effectuées au plan international ont permis d'en valider les effets.

Ce qui est formidable avec votre magnétisme, c'est que vous allez pouvoir faire sensiblement la même chose, mais sans appareil !

Sans effet indésirable, extraordinairement économique, le magnétisme est une **pratique accessible à tous**. Dès lors que l'on s'entraîne régulièrement et que l'on respecte un protocole rigoureux, nos capacités se renforcent naturellement.

À NOTER

Attention cependant : maîtriser l'énergie ne veut pas dire que tout est permis ! Il y a des lois universelles à respecter, tout comme il y a un code de la route qui nous permet de circuler ensemble en toute sécurité.

Peut-on parler de soin quantique ?

Le terme « quantique » renvoie à la compréhension du vivant en tant qu'unité indissociable de matière (le corps physique) et d'énergie (la vibration) véhiculant une information. Le magnétisme intervient sur la matière grâce à la **remise en cohérence de l'énergie dans les corps subtils**. Ces corps peuvent être visualisés comme des enveloppes énergétiques qui, telles des poupées russes, **entourent l'entité physique, la gouvernent et la protègent**. Je les appelle parfois les « corps communautaires », tant leur nombre est important. Le magnétisme est donc bien une pratique quantique ! C'est même probablement la plus ancienne de l'humanité.

À ne pas confondre !

Il est important de bien comprendre la nature même du magnétisme, et de ne pas l'assimiler à des concepts inappropriés. **Le magnétisme, ce n'est pas :**

- Un pouvoir surnaturel : tout le monde possède le don de magnétiser, il suffit simplement de travailler cette capacité, comme un muscle ! À nous de faire nos gammes, notre aérobic énergétique quotidienne. Jour après jour, nous renforçons ainsi notre aptitude.

- Une pratique médicale : il ne doit aucunement se substituer à un diagnostic ou à un traitement médicamenteux.

- Une science occulte ou mystérieuse : le magnétisme n'a rien à cacher, n'entretient aucune culture du secret, au contraire ! Aux États-Unis, un hôpital sur deux propose des soins énergétiques dans le cadre de thérapies complémentaires au traitement allopathique. Les soins énergétiques sont donc de plus en plus légitimés.

- Une simple méthode : c'est un état d'esprit, une manière d'aborder et de traverser la vie et qui lui donne plus de sens, plus d'intensité, plus de lumière !

EXERCICE : TESTEZ-VOUS !

Je vous propose de vérifier, en quelques jours, que vous possédez bel et bien un pouvoir de magnétisme. Prenez un morceau de viande fraîche et coupez-le en deux parts équivalentes, puis disposez chacune d'elles sur une assiette. Vous aurez ainsi un morceau témoin (sur lequel vous n'interviendrez pas) et un autre que vous allez magnétiser (le morceau test). Frottez vos mains l'une contre l'autre pendant au moins 30 secondes, puis maintenez votre main droite (ou la gauche, si vous êtes gaucher) à quelques centimètres au-dessus du morceau test durant 3 minutes.

Répétez ensuite la même opération sur l'autre face du morceau. Réalisez ce processus deux fois la première journée, puis une fois par jour durant la semaine suivante. Laissez les assiettes à l'air libre, à température ambiante et à l'abri des curieux. À la fin de la semaine, vous devriez avoir une belle matière à comparer. Il est probable que la putréfaction aura commencé sur le morceau témoin, alors que vous constaterez sûrement un début de momification du morceau que vous aurez magnétisé (rétractation et déshydratation de la viande). Voilà la preuve que vous avez la capacité d'influencer le cours énergétique du vivant ! Par votre action, l'esprit présent dans la chair s'échappe mais son enveloppe déshydratée se conserve.

POURQUOI DÉVELOPPER SON MAGNÉTISME ?

Nous sommes tous confrontés un jour ou l'autre à des soucis de santé ou de baisse de moral, que ce soit personnellement ou dans notre entourage. N'avez-vous jamais rêvé de pouvoir soulager, d'être capable de retrouver force et vitalité par vous-même ? Nous avons tous, de naissance, un don naturel pour guérir. En prenant conscience de cette faculté et en l'entraînant, vous allez pouvoir **vous assurer une meilleure santé, soulager votre entourage et, pourquoi pas, prodiguer sur autrui des soins énergétiques**.

Témoignage

Lydie, 35 ans :
« Il y a quelque chose de plus en moi »

« J'ai découvert mon magnétisme par hasard, au travail. Alors que ma collègue et moi-même devions faire une présentation devant notre plus gros client, elle était prise depuis dix minutes d'un hoquet récalcitrant. Elle avait tout essayé : retenir sa respiration, boire de l'eau, mais rien ne marchait. Je ne pouvais pas assurer cette présentation seule, il fallait qu'elle puisse parler ! Je ne sais pas pourquoi, mais j'ai mis ma main sur sa gorge quelques instants. Au début, elle a été surprise, puis elle a dit : "Bouge pas. Ça diminue." Au bout de cinq minutes, le hoquet était passé. J'en étais la première surprise. J'ai ressenti des picotements dans la main et une chaleur importante. Quelle sensation ! Depuis, je suis une de celles que l'on vient voir quand ça ne va pas. Maintenant, au bureau, on me demande souvent de dissiper une migraine ou un mal de dos. Dans ma vie, des choses ont changé : j'ai plus de discernement sur les événements, les situations ou les personnes. Il y a quelque chose de plus en moi et je suis totalement fascinée par cette possibilité de soulager juste avec mes mains. »

Pour être soi-même en meilleure santé

Développer votre magnétisme va vous amener à **améliorer considérablement la qualité de votre vie** en vous nourrissant de pensées plus positives, d'aliments plus sains et d'énergies plus intenses. Votre niveau vibratoire augmentant, votre santé va également s'améliorer. Vous entrerez moins en résonance avec les virus et maladies qui vibrent à de basses fréquences. Vos corps subtils seront plus forts, plus équilibrés. Enfin, vous serez moins influençable, moins réactif face aux situations difficiles que vous rencontrerez au quotidien, car vous aurez appris à retrouver le chemin du retour au calme, à la paix et à la joie. **Sur le plan spirituel, vous aurez renforcé la connexion avec votre âme.** Cela va libérer en vous d'autres talents, votre vie entière va être transformée positivement vers plus d'amour, plus d'intensité, plus de possibles !

Pour soulager ses proches

De façon réflexe, lorsque votre enfant vient de se faire mal, vous soufflez sur le bobo ou bien posez votre main dessus : voilà, instinctivement, vous faites du magnétisme ! En le développant grâce à ma méthode, vous allez pouvoir soulager encore plus efficacement vos proches.

Vous allez donc pouvoir intervenir dans de nombreuses situations :

- **Soulager les bobos du quotidien :** brûlures, eczéma, psoriasis, zona et, plus généralement, tous les problèmes de peau, mais aussi les hématomes sans gravité, les piqûres d'insectes, les plaies superficielles, la constipation, les troubles menstruels, les tendinites, etc.

- **Donner de la vitalité :** magnétiser l'eau et les aliments, atténuer les effets du stress, de la pollution, des tensions, redonner du tonus, de l'enthousiasme, combattre la fatigue.

- **Optimiser la santé physique et psychique :** améliorer le fonctionnement de chaque organe, de chaque système (circulatoire, hormonal, nerveux, digestif, cardio-vasculaire...), libérer et harmoniser les émotions, faciliter le sevrage des addictions (tabac, alcool, sucre...), renforcer le système immunitaire, améliorer la confiance et l'estime de soi, restaurer un sommeil de qualité.

- **Grandir ou vieillir en bonne santé :** soulager les douleurs liées à la croissance des enfants (dents, muscles, articulations...) et des adolescents, atténuer les désagréments de la ménopause, maintenir une souplesse articulaire, une bonne minéralisation des os, lutter contre le relâchement cutané, la fragilité de la peau, préserver l'acuité sensorielle et la fonction mémorielle, prévenir les accidents vasculaires.

- **Améliorer les relations et apaiser les tensions :** harmoniser les énergies au sein du couple et de la famille, apaiser les angoisses et la lassitude pour apporter réconfort et bien-être.

Pour réaliser des soins énergétiques

Un soin énergétique est un **acte réalisé avec les mains, le souffle et la conscience, visant à dissoudre les blocages de l'énergie dans les différents corps subtils de la personne**. Il rétablit une circulation harmonieuse afin que l'équilibre se réinstalle dans les corps mental, émotionnel et physique.

Dans notre organisme, chaque cellule, chaque organe doit vibrer sur une fréquence propre pour être en bonne santé. Le soin énergétique va permettre de **restaurer la fréquence originelle physiologique**.

À NOTER

Parfois, il faudra plusieurs séances pour la stabiliser, séances qui devront s'accompagner d'une prise de conscience pour être durablement efficaces.

Vous allez donc pouvoir intervenir dans de nombreuses situations :

- **Pour accompagner une guérison :** toute maladie ayant pour origine un déséquilibre énergétique, il est possible, grâce au magnétisme, d'en identifier la source et d'avoir une action correctrice de rééquilibrage. Cela va activer les ressources d'auto-guérison du corps humain et permettre de récupérer plus rapidement après une intervention chirurgicale, de compléter l'efficacité d'un traitement médicamenteux en atténuant les effets indésirables, de sortir d'une dépression, de se libérer de phobies ou autres.

- **Pour soulager des douleurs chroniques :** les douleurs résistantes aux traitements médicaux peuvent être en partie soulagées par le magnétisme. Typiquement : la sciatique, la fibromyalgie, les douleurs rhumatismales, les migraines, etc.

- **Pour libérer des énergies lourdes :** la fatigue, la malchance, les disputes… Tous ces symptômes sont souvent le signe d'énergies lourdes. Par le magnétisme, vous allez pouvoir les dissiper afin de laisser place à un état naturel de paix, de vitalité et de chance que chaque âme est en droit de vivre.

- **Faciliter un projet de naissance :** parfois, certains blocages énergétiques peuvent freiner l'apparition d'une grossesse. Le soin énergétique intervient à plusieurs niveaux : il libère les verrous de l'infertilité, renforce la vitalité du corps physique et ouvre la communication avec les plans supérieurs afin d'attirer l'âme en attente d'incarnation.

LE MAGNÉTISME, UNE FORCE D'ATTRACTION ?

Le terme « magnétisme » vient de la racine grecque *magnès*, qui signifie « pierre de magnésie », un aimant naturel. Certains minéraux ont effectivement la propriété de générer du magnétisme, comme la magnétite. On sait aujourd'hui que l'homme possède dans le corps des cristaux de magnétite, dont pas moins de 7 milliards uniquement dans le cerveau ! On en trouve d'autres dans les tempes, les arcades sourcilières, la nuque, les mains, les genoux ou encore les talons.

En développant votre magnétisme, vous allez amplifier votre capacité à attirer l'énergie afin de la restituer. Vous apprendrez à devenir comme un aimant : vous générerez un champ magnétique de plus en plus puissant qui va rayonner, notamment par l'intermédiaire de vos mains.

D'une certaine manière, on peut considérer le magnétisme comme une force d'attraction. Ne dit-on pas de certaines personnes qu'elles sont magnétiques parce qu'elles attirent à elle la chance, les belles choses, les personnes ? Avant tout, leur vibration est haute et positive, elles ont un amour fort pour l'existence. Elles attirent donc des situations et des êtres en résonance avec cette vibration énergétique.

CHAPITRE 2

METTEZ-VOUS EN CONDITION !

Une bonne préparation intérieure associée à des exercices quotidiens va vous permettre de développer rapidement et efficacement votre magnétisme. Avec la méthode et les conseils que je vous propose, vous obtiendrez des résultats réels.

Prenez le temps de vous interroger sur vos motivations, de nourrir votre niveau vibratoire et, surtout, de méditer quotidiennement ! C'est la clé principale pour progresser : méditer vous apprend à stabiliser vos émotions, à maîtriser votre attention et vous ouvre au monde invisible de l'énergie.

FAITES LE POINT SUR CE QUI POURRAIT VOUS BLOQUER

En tant que débutant, vous pouvez être confronté à des peurs, des craintes ou des doutes. Voici les quatre entraves les plus courantes au développement du magnétisme.

« J'ai peur de faire mal »

La volonté de bien faire est intéressante pour donner un soin énergétique, car elle vous pousse à vous améliorer. Cette intention elle-même est une vibration qui contribue à la qualité de votre intervention.

La peur, au contraire, est une émotion qui vous place en état de stress. Elle entrave votre possibilité d'être totalement présent dans ce que vous faites et de donner le meilleur de vous. Il est naturel, lorsqu'on ne maîtrise pas un art, de nourrir des craintes et de manquer d'assurance. **Mais pour magnétiser efficacement, vous devrez stabiliser vos émotions.**

Alors, soyez passionné par l'énergie et par ce que vous faites ! Concentrez-vous positivement sur la contribution que vous allez apporter, même si elle vous semble infime ! Votre philosophie doit être : « Doucement, mais sûrement ».

> **À NOTER**
>
> Rassurez-vous : si vous suivez précisément mon protocole, votre action ne pourra être que bénéfique.

Libérez-vous de votre peur. Respectez les règles élémentaires de protection et de purification que nous développerons plus loin, et tout se passera merveilleusement bien.

« Je ne suis pas sûr de ce que je ressens »

C'est normal. Un ressenti, dès lors qu'il passe par le filtre du mental, de la pensée, perd de sa légitimité. Le secret pour une perception de qualité est de **lâcher le mental pour simplement accueillir et identifier les fines sensations de votre corps** : fourmillements, chaleur, froid, picotements, courant frais, pincement, brûlure, piqûre, mouvements, densité ou, au contraire, sensation de vide…

En méditant régulièrement, vous serez plus réceptif à votre ressenti sensoriel. Gardez bien à l'esprit que vos perceptions seront peut-être légères au début, mais qu'elles s'intensifieront avec la pratique.

« J'ai peur d'absorber leurs maladies »

Cette peur est salutaire, bien sûr. Il y a un risque réel d'absorber le mal de la personne sur laquelle vous intervenez si vous ne vous protégez pas correctement pendant un soin. **Respecter une hygiène de protection rigoureuse et s'aider de prières et de cristaux** vous permettra de vous prémunir efficacement contre les transferts.

« Je pense que je ne suis pas prêt »

Vous êtes prêt dès la naissance. Vous êtes venu au monde avec cette capacité à vous connecter à l'énergie universelle et à la transmettre. Il n'y a plus rien à attendre avant de passer à l'action, **il faut juste oser** ! Vous avez tellement à gagner à franchir ce pas. Oser est justement ce qui vous libérera de cette crainte. Et vous avancerez, pas à pas : d'abord, des exercices sur les plantes, la nourriture, un animal, puis soulager une douleur, faire partir un eczéma, etc.

> **☛ LE CONSEIL**
>
> Et si vous désobéissiez à votre peur ? Imaginez que, ce soir, un inconnu vienne chez vous et vous dicte votre conduite. Imaginez qu'il vous dise de changer de travail, de quitter votre conjoint et de mettre votre enfant en pension. Lui obéiriez-vous ? Probablement pas ! Alors voyez votre peur comme cet inconnu qui revendique un pouvoir sur votre
>
> →

vie. Voyez-la comme un intrus à qui vous n'avez plus envie de vous soumettre et elle s'en ira lorsque vous arrêterez de l'écouter !

IDENTIFIEZ VOS MOTIVATIONS

Avant d'aller plus loin, prenez une dizaine de minutes pour réfléchir à vos motivations. C'est un passage obligé en matière de magnétisme. La motivation est une énergie puissante : **c'est l'émotion qui vous met en mouvement**.

Un peu d'introspection...

Alors, pourquoi souhaitez-vous magnétiser ? Faites une liste de vos raisons en identifiant à quels besoins vous cherchez à répondre :

✍ ....

....

....

Maintenant que vous êtes au clair avec vos motivations, j'aimerais vous inviter à les observer : sont-elles intrinsèques ? Autrement dit : **viennent-elles de l'intérieur ?** Avez-vous envie de développer votre magnétisme parce que cela fait naître en vous de la joie, de l'énergie, de l'estime, un sentiment d'utilité ? Cela apporte-t-il plus de sens à votre vie ? Si oui, alors ces motivations sont profondément ancrées en vous.

Mais peut-être que certains éléments extrinsèques (extérieurs) vous poussent également à vous lancer dans cette démarche. Peut-être souhaitez-vous que l'on vous reconnaisse pour ce que vous êtes, ou que vous cherchez plus de considération de la part de votre entourage.

Je vous invite donc, à chaque fois qu'une motivation extérieure est présente, à essayer de **la transformer en une motivation intérieure**, davantage source de bonheur et d'accomplissement !

Par exemple, si vous pensez que vous trouverez votre intérêt à soulager les autres dans la gratification que vous allez lire dans leur regard, essayez de trouver une motivation plus profonde, comme celle de vivre votre singularité d'être unique et de rencontrer votre unicité dans l'action que vous accomplissez. Ce type de pensées vous aidera beaucoup plus. La raison en est simple : **plus vous serez détaché des résultats de votre action, plus vous serez performant !**

TOUT TRAVAIL MÉRITE SALAIRE

Je vous déconseille fortement de prodiguer des soins énergétiques gratuitement. Prodiguer un soin réclame une préparation, des compétences et du temps qui doivent donner lieu à une rétribution à sa mesure. Si, au début, vous demandez une somme modique, celle-ci doit impérativement couvrir vos charges (local, chauffage, impôts). Demander une participation est aussi une façon pour la personne qui reçoit le soin de prendre conscience du travail qui a été réalisé sur elle. Cela vous évitera aussi de multiplier des dettes énergétiques (ou liens d'énergie déséquilibrés) autour de vous. Vous pouvez aussi laisser chacun vous donner ce qu'il souhaite ; il est également possible d'accepter des dons en nature ou de faire des échanges (soins contre transports, services...). L'important, vous l'aurez compris, est que vous perceviez quelque chose de valeur en échange !
Si vous souhaitez faire du bénévolat, faites-le dans le cadre d'une association. Cela peut être un bon moyen de faire profiter de vos soins à ceux qui n'ont peut-être pas les ressources pour y accéder.

SOIGNEZ VOTRE HYGIÈNE DE VIE

Je vous propose maintenant de faire un petit bilan rapide de votre hygiène de vie pour situer globalement où se trouvent vos leviers de progression. L'ensemble des soins que vous apportez à votre santé physique et psychique sont autant de moyens de maintenir un bon niveau vibratoire. Plus celui-ci est élevé, plus vous progresserez rapidement.

1. **Je pratique une activité physique :**
   a) Deux ou trois fois par semaine (nage, danse, vélo, course, fitness, marche rapide…).
   b) Une fois par semaine.
   c) Quand j'ai le temps.

2. **En général, je me sens :**
   a) En forme toute la journée.
   b) Fatigué au réveil et en forme le soir.
   c) Un peu fatigué tout le temps.

3. **Je fume :**
   a) Pas du tout.
   b) De temps en temps.
   c) Quotidiennement.

4. **Je bois :**
   a) Régulièrement de l'eau au long de la journée (1,5 l ou plus).
   b) Du thé, du café et 1 litre d'eau par jour.
   c) Quand j'ai soif, moins de 1 l d'eau par jour (sans compter les boissons chaudes).

5. **Je mange des légumes ou des fruits :**
   a) À chaque repas.
   b) Une fois par jour.
   c) Occasionnellement.

6. Je mange des pâtisseries, des viennoiseries :
a) Rarement.
b) De temps en temps.
c) Tous les jours.

7. Dans ma cuisine, on trouve toujours :
a) Des fruits, des oléagineux, des graines.
b) Des plats préparés surgelés.
c) De la charcuterie et des fromages.

8. Une fois couché, je m'endors :
a) Dans les minutes qui suivent.
b) En moins de trente minutes.
c) Plus de trente minutes après.

9. Dans la nuit, je me réveille :
a) Entre zéro et une fois.
b) Entre une et trois fois.
c) Trois fois et plus.

10. Je pratique une technique de relaxation :
a) 10 minutes par jour (sophrologie, méditation, respiration abdominale...).
b) Une fois par semaine.
c) Occasionnellement.

RÉSULTATS :

- Nombre de a) : .... x 0 = 0 point.
- Nombre de b) : .... x 1 = ... points.
- Nombre de c) : .... x 2 = ... points.

SOIT UN TOTAL DE : .... POINT(S).

- **Vous avez entre 0 et 3 points :** vos habitudes de vie vont vous aider à développer votre magnétisme. Peut-être avez-vous déjà conscience de cette énergie qui vous traverse. Il ne vous reste plus qu'à faire confiance à votre ressenti.

- **Vous avez entre 3 et 8 points :** vous avez globalement une assez bonne hygiène de vie. Certains aspects, cependant, méritent peut-être votre attention. Essayez, expérimentez pendant un mois ou une semaine une habitude nouvelle, par exemple en consommant plus d'aliments vivants (aliments frais, crus, cultivés sans pesticides et dotés d'un haut niveau vibratoire comme les légumes à feuilles vertes emplis de l'énergie du soleil, les fruits frais, les noix, les graines, les légumineuses) ou en pratiquant plus d'activité physique. Prenez le temps de vous ressentir, de vous demander comment vous allez et de comprendre ce qui se passe en vous. C'est une belle façon d'introduire un changement pas à pas.

- **Vous avez plus de 8 points :** vous semblez avoir beaucoup à gagner à modifier certaines de vos habitudes. Développer votre magnétisme peut être une excellente motivation pour faire certains aménagements dans votre façon de vous alimenter, de prendre soin de votre corps physique ou mental. Vous en tirerez des bénéfices sur tous les pans de votre vie.

☛ LE CONSEIL

Buvez de l'eau énergétisée. Pour cela, vous pouvez utiliser et tester ces 4 procédés simples :

- Si vous avez un pichet ou une timbale en argent massif, versez-y votre eau de boisson avant de la consommer.
- Ajoutez quelques gouttes de jus de citron bio dans votre eau.
- Déposez simplement votre bouteille en verre au soleil.

- Placez votre bouteille d'eau au-dessus d'un papier blanc sur lequel vous aurez écrit le mot « Amour ». Sa vibration va en imprégner votre eau de boisson !

Les 4 piliers d'une bonne hygiène de vie

Dans le magnétisme, vos mains, vos yeux, et plus largement votre esprit et votre corps tout entier deviennent un instrument de soin. C'est donc au travers et grâce à ce véhicule de chair que vous agissez. Vous n'avez pas besoin d'être ascétique, mais **vous devez vous prémunir au maximum de la fatigue**.

Pour entretenir votre propre vitalité, il est important de bouger, de bien s'alimenter, de se reposer, mais aussi de méditer. Vos actions n'en seront que plus efficaces.

◆ Une activité physique régulière

Une activité physique régulière apporte des bienfaits jusque dans vos cellules. **Elle chasse le stress, oxygène vos tissus, élimine une partie du négatif et vous dynamise.** La centrale énergétique de vos cellules (les mitochondries) fonctionne beaucoup mieux lorsque vous pratiquez une activité physique régulière. Vous êtes plus ancré, plus en contact avec vos ressentis corporels. Ainsi, vous amplifiez votre aptitude au magnétisme !

◆ Une alimentation saine

Pour que vos aliments vous maintiennent dans un bon niveau vibratoire, ils doivent eux-mêmes être **pleins de vie et suffisamment élevés sur le plan énergétique** :

- Privilégiez la consommation de produits bio frais et de saison, cultivés localement.
- Réalisez des jus de fruits et de légumes.

- Choisissez des huiles bio et dynamisées, comme celles issues de l'agriculture biodynamique, de sorte que tous les aliments que vous cuisinerez avec en bénéficieront.

- Ayez une attention spéciale pour les légumes à feuilles vertes, les fruits rouges, les épices, les noix, les graines ou encore les algues, ainsi que les « superaliments » : avocat, curcuma, cannelle, baies de goji, graines de chia.

Entrez en contact avec vos aliments. Lorsque vous faites une préparation, prenez les légumes dans vos mains, regardez-les, observez-les. Ressentez-les, aimez-les ! Le lien que vous allez créer avec eux leur confère une belle énergie. Si vous préparez un repas avec amour ou, au contraire, dans la contrariété, vous pourrez observer une différence de goût. Quand vous leur donnez une belle énergie par votre joie, **la biocompatibilité de tous les nutriments qui les composent est accrue** : vitamines, minéraux, oligoéléments, acides aminés, etc.

Enfin, lorsque vous ferez des exercices de magnétisme, **la prise d'alcool est à éviter**.

EXERCICE : L'EXPÉRIENCE DES BOLS DE RIZ

Faites l'expérience de la puissance vibratoire des mots et des émotions sur les aliments.

Prenez deux bols identiques dans lesquels vous disposerez un même volume de riz cru. Vous les laisserez en évidence dans la cuisine. Sur l'un des bols, collez une étiquette avec l'inscription « colère ». Vous déchargerez toute votre colère et votre rancœur dans le bol à chaque fois que votre regard se portera dessus. Sur l'autre bol, inscrivez le mot « amour ». En le regardant, vous penserez à ce que vous ressentez de plus beau pour ceux que vous aimez.

Au bout de deux ou trois semaines, observez ce qui se passe dans les deux bols. Dans le premier, de petites incursions noires apparaîtront peut-être, il est même probable que des insectes y auront élu domicile. Le second sera plus certainement resté intact, et son goût et son odeur se seront même améliorés !

◆ Un sommeil réparateur

Voici plusieurs conseils que vous pouvez mettre en œuvre pour un sommeil de meilleure qualité :

- Votre chambre à coucher doit servir exclusivement au repos (et aux câlins, bien sûr). Veillez à ce qu'elle soit aérée et pas trop chaude.

- Installez une tête de lit, de préférence contre un mur.

- Privilégiez les sommiers à lattes ou en matériaux naturels.

- Disposez une tourmaline noire (pierre de soin) sous votre lit, elle peut vous aider à retrouver un sommeil calme et profond en éliminant les ondes nocives qui pourraient vous gêner. Vous la nettoierez régulièrement en la laissant une nuit sur une feuille d'aluminium.

- Quand vous maîtriserez l'usage du pendule spirite (voir chapitre 4, p. 49), vous pourrez aussi demander ce dont vous avez besoin dans votre maison pour faciliter le sommeil.

- Certaines huiles essentielles peuvent également vous permettre de trouver un sommeil réparateur (basilic, lavande, camomille romaine, marjolaine à coquilles, mandarine...). Attention toutefois : les huiles essentielles se composent de molécules aromatiques très puissantes, il convient de les utiliser avec la plus grande précaution (voir notre avertissement p. 195).

PRIÈRE SPIRITE POUR BIEN DORMIR

Essayez cette prière le soir si vous avez du mal à dormir. Elle va notamment nettoyer vos chakras et vous aider à vous recentrer.

« Au nom du "je suis" de mon être, au nom de Dieu, j'en appelle à l'action de la Flamme violette de transmutation, de compassion et de pardon dans mon champ aurique, pour nettoyer et purifier chaque pensée et sentiment de mon plexus solaire et de tous mes chakras.

Je sollicite l'action du Feu violet. Qu'il imprègne les cellules, atomes et électrons de mes quatre systèmes corporels dès maintenant et à chaque instant de ma vie, 24 heures sur 24, 7 jours par semaine, afin de guérir les distorsions de mes champs énergétiques découlant de méprises passées et présentes.

Je demande aux énergies de la Flamme violette de guérir les dissonances de mes corps physique, émotionnel et mental.

Je la prie d'agir à l'instant, au cœur de mes champs subtils, avec toute sa puissance.

J'en suis reconnaissant(e). Ainsi soit-il. »

Les prières font intervenir des forces plus grandes que vous. **Elles vous aident dans vos actions de purification, de protection ou de soins.** Quels que soient les noms ou les termes employés, elles s'affranchissent de toute appartenance religieuse. De la même manière que vous utilisez des outils pour jardiner, des couleurs pour dynamiser ou apaiser, vous utilisez des forces pour accompagner vos actions. Vous pouvez considérer la prière comme un langage avec le monde de l'énergie, avec les guides, les anges et les êtres de lumière qui déploient leur aide de façon universelle.

Les prières que je vous donne dans cet ouvrage m'ont été transmises par des esprits supérieurs. Elles sont parfaitement adaptées aux besoins de notre époque. Si vous n'êtes pas familier de cette pratique, essayez celles que je vous propose et observez ce qui se passe avec. Voyez cela comme l'occasion d'**expérimenter une nouvelle force qui ne peut que vous apporter des bienfaits** !

◆ Méditer pour mieux se connecter à soi

En vous entraînant quotidiennement à méditer, même 10 ou 15 minutes par jour, vous allez vous reconnecter à votre corps et à ses énergies. Vous serez plus réceptif à vos sensations corporelles, à votre ressenti et à celui des éléments qui vous entourent.

Surtout, vous serez plus ouvert au monde énergétique ! Méditer permet de se détacher du monde visible pour entrer dans une autre dimension : celle qui vous permet d'agir sur le plan vibratoire. C'est le moyen le plus puissant à votre disposition pour vous ouvrir à votre pouvoir de guérison énergétique. Vous pourriez même être surpris de recevoir, pendant ces séances, une information, un contact ou de ressentir une présence. Autant de grâces du monde spirite pour éclairer votre vie !

Témoignage

Gaëtan, 39 ans :
« J'ai compris que le moyen de recevoir de l'énergie était de méditer »

« Mon grand-père était rebouteux et sourcier. Il m'avait toujours dit que j'avais moi aussi ce don. Pendant des années, j'ai essayé de le développer, en vain. Je me suis testé mais sans résultats. Puis, lors d'un atelier de méditation, j'ai vraiment senti pour la première fois un courant d'énergie universelle me traverser, une chaleur incroyable dans les mains. J'ai compris que le moyen de recevoir l'énergie était de m'entraîner à méditer. Dès lors, je n'ai cessé de pratiquer, ce qui m'a aussi permis de gérer la colère qui m'habitait souvent et m'empêchait d'accéder à mon pouvoir de guérison. Aujourd'hui, je peux soulager mes proches et ceux qui m'en font la demande. »

N'oublions pas non plus tous les bénéfices secondaires que vous allez retirer d'une méditation quotidienne : **vos émotions sont mieux gérées, vous avez moins de ruminations négatives et, surtout, vous êtes plus heureux !** Il est prouvé aujourd'hui que méditer nous aide à savourer l'instant présent et à accueillir avec plus de joie ce qui vient à nous dans notre vie. Sur le plan spirituel, cette pratique conduit à l'unification de l'âme avec sa divine présence sur Terre, ici et maintenant, ouvrant la conscience à l'esprit divin.

EXERCICE : APPRENEZ À MÉDITER

Faites en sorte que rien ne vous gêne (coupez votre téléphone, assurez-vous que personne ne vous dérange, installez-vous dans un endroit calme). Assis, les jambes décroisées et le dos bien droit, mettez les mains le long de votre corps ou sur vos cuisses. Respirez tranquillement.

Fermez les yeux en signe de rupture avec le monde extérieur. Puis, par la respiration, détendez-vous. Videz vos poumons à fond, puis inspirez lentement par le nez en ressentant le passage de l'air dans tout votre corps physique. Bloquez l'air dans vos poumons, puis expirez lentement et doucement par le nez. Dans cette expiration, rejetez tout ce qui peut vous préoccuper. En même temps que vos poumons, vous videz votre tête et votre esprit. Ressentez la détente de cette respiration qui vous envahit. Répétez trois fois cet exercice, puis reprenez un rythme respiratoire normal.

Vous allez ensuite détendre votre corps. Relâchez les épaules et la tête. Faites-la bouger quelques instants si vous le souhaitez. Ouvrez un peu la bouche afin de laisser l'air venir à son gré. Faites en sorte de détendre tous vos muscles : autour des yeux, de la bouche, dans le cou, le dos, les bras, les mains, les cuisses, les genoux, les mollets et les pieds.

Respirez profondément. Alignez-vous avec l'univers et connectez-vous avec la Terre.

Visualisez un cordon de lumière argentée qui relie votre ventre au cœur d'amour de la Terre ainsi qu'un cordon de lumière dorée qui relie votre tête au cœur d'amour de l'univers. Restez un moment à vous laisser pénétrer par ces énergies bienfaitrices dans tous vos corps. Laissez vos propres énergies s'ouvrir. Permettez-vous de ressentir l'énergie qui vous traverse et de vous en imprégner. Profitez de ces moments et, quand vous le souhaitez, tranquillement, rouvrez les yeux.

L'IMPORTANCE DE L'ÉTAT D'ESPRIT

Il s'agit là du couple pensée/émotion. Vous aurez un magnétisme d'autant plus puissant que **vous maîtriserez votre pensée pour la diriger vers une intention de soulager**. Accompagnez-la d'une **énergie positive issue du cœur, une émotion de joie, de sérénité et d'amour** ! Si vous conjuguez les deux, il est certain que vous allez soulager efficacement tous ceux qui se présenteront à vous.

LE SAVIEZ-VOUS ?

Vous pouvez tordre du métal par l'esprit ! L'ingénieur aéronautique Jack Houck a étudié pendant des années le processus de psychokinésie pour le compte du gouvernement américain. Il a ainsi décrit la capacité de l'esprit à agir directement sur la matière. Ses expériences, scientifiquement contrôlées, montrent que 85 % des personnes se révèlent tout à fait capables de courber une cuillère en métal sans la toucher[1].

Le pouvoir de l'intention

L'intention a une influence directe sur le vivant. Elle est une force spirite. Tout est une **question de vibration**. L'intention émet une énergie grâce à laquelle vous pouvez modifier la structure du monde physique, que ce soit dans le corps, dans vos projets, vos relations ou le monde vivant dans son ensemble. Lorsqu'une intention est partagée par un groupe important de personnes au même moment, elle devient même capable de modifier les comportements collectifs. En 1993, dans

1. Rapport sur la téléportation physique, laboratoire de recherche Air Force, Las Vegas, 2003.

l'expérience de Washington[2], le taux de criminalité de toute la métropole a ainsi pu être réduit de 27 % !

Dans le cas du magnétisme, vous devez prendre conscience du pouvoir de votre esprit. Dès que l'action de soin est engagée, vous devez être **totalement focalisé sur une volonté énergique de rétablir la santé** et ne pas vous laisser distraire par vos propres soucis et préoccupations.

Mais alors, comment faire pour maintenir l'intention forte et positive de soulager ? En cela, à nouveau, la **pratique quotidienne de la méditation** vous aidera à maintenir cette focalisation attentionnelle.

EXERCICE : MATÉRIALISEZ VOTRE POUVOIR

Je vous propose de vous procurer une petite hélice que vous fixerez sur un support.

Vous allez prendre quelques instants en silence pour vous retrouver dans vos énergies. Fermez les yeux et sentez l'énergie vous traverser en suivant une ligne qui va du sommet de votre crâne jusqu'à la plante de vos pieds. Rouvrez les yeux et dirigez votre intention très fort sur le mouvement de l'hélice en posant vos mains à proximité sans la toucher. Si vous ne réussissez pas à la mouvoir du premier coup, c'est normal, rassurez-vous. Vous réessayerez jusqu'au moment où cela va se déclencher. Bravo !

2. John S. Agelin *et al.*, « Effects of Group Practice of the Transcendental Meditation Program on Preventing Violent Crime in Washington D.C.: Results of the National Demonstration Project, June-July 1993 », *Social Indicators Research*, juin 1999, vol. 47, issue 2, pp. 153-201.

Cultiver un état émotionnel stable

L'émotionnel joue un **rôle déterminant dans votre capacité à utiliser votre magnétisme**. Vous avez besoin que vos corps communautaires (voir p. 15) soient **forts et équilibrés**. Quand vous êtes perturbé par une émotion difficile, ils sont déstabilisés. Souvent, les sujets qui ont de fortes capacités au magnétisme sont également hypersensibles sur le plan émotionnel. Si c'est votre cas, à vous d'utiliser cette richesse en apprenant à stabiliser vos émotions et en adoptant une hygiène émotionnelle rigoureuse. Le meilleur outil en la matière, vous l'aurez deviné, reste la **pratique de la méditation**.

EXERCICE : LA MÉDITATION ÉMOTIONNELLE ACTIVE

Installez-vous dans un lieu confortable. Faites en sorte que rien ne vous gêne ni ne vienne vous déranger. Fermez les yeux et prenez trois respirations profondes, en ayant conscience de l'air que vous inspirez au travers de votre corps tout entier, mais aussi de l'air que vous expirez. Tranquillement, accueillez l'émotion forte qui vous perturbe, cela peut être une grosse colère ou une peur. Acceptez de ressentir cette émotion. Laissez-la vivre en vous quelques instants. Peut-être la ressentez-vous comme une chaleur ou une sensation de froid.

Essayez maintenant de regarder ce qu'il y a derrière. Souvent, il y a une tristesse, par exemple quelque chose que vous souhaiteriez avoir ou que vous aimeriez vivre, mais qui ne s'offre pas à vous. Accueillez quelques instants cette tristesse et soyez compatissant envers vous-même. Depuis votre cœur, envoyez-lui une belle énergie d'amour ou, si vous préférez, projetez sur elle une belle lumière divine.

Si vous êtes d'accord, peut-être pouvons-nous aller un peu plus loin. Interrogez-vous : « Oui, je me sens triste, mais quel serait finalement mon besoin ? Est-ce que j'aurais besoin d'être aimé ? D'être reconnu ? D'être célébré ? D'être rassuré ? » Gardez à l'esprit que personne ne peut vous rendre malheureux ; vous seul êtes responsable de la manière dont vous vivez émotionnellement un événement. Accueillez ce besoin tel un enfant. Dites-lui que vous allez vous occuper de lui. Voyez cet enfant sourire et rire avec la vie. Laissez une image venir à vous. Une image avec des couleurs, des odeurs peut-être, le son d'un éclat de rire… Savourez durant quelques instants le bonheur d'être ainsi rassuré et, quand vous le souhaitez, rouvrez les yeux.

DEMANDEZ À VOTRE ÂME DE VOUS AIDER

Chaque matin, demandez à votre âme, à votre Soi divin, ou votre sacré, (vous l'appelez comme vous le souhaitez), de vous garder en connexion avec lui. Plus encore quand vous travaillerez avec l'énergie : chaque fois que vous sentirez que vous n'êtes plus dans des émotions positives, ayez ce réflexe de vous recueillir dans votre cœur pour demander à votre âme de stabiliser votre émotionnel. Cette demande, aussi simple qu'elle puisse paraître, est extrêmement puissante pour vous permettre de rester dans un état paisible, joyeux et serein.

CHAPITRE 3
DÉONTOLOGIE ET ENGAGEMENT : L'ÉTHIQUE DU MAGNÉTISME

Pratiquer le magnétisme s'accompagne d'une éthique et s'inscrit dans un engagement authentique du magnétiseur envers ses consultants. S'il n'existe pas de code de déontologie qui régisse la profession de magnétiseur/énergéticien, je vous conseille vivement d'élaborer votre propre charte (voir « Rédigez votre propre charte de magnétiseur ! », p. 46) et de la communiquer à chaque personne que vous allez aider. Elle sera affichée dans votre lieu de travail et, si vous exercez à distance, vous la mettrez à disposition de votre consultant.

Pourquoi la poser par écrit ? Parce que cela vous permet de réfléchir aux contours de votre action, à ses limites et aux règles que vous vous imposez pour pratiquer votre soin.

UN ENGAGEMENT, POUR QUOI FAIRE ?

Utiliser l'énergie universelle est un droit acquis par chacun dès la naissance, certes, mais qui s'accompagne de responsabilités : celle d'en faire un **usage destiné à l'amélioration de la santé physique, mentale**

et émotionnelle, au-delà de l'élévation de conscience individuelle et planétaire. Elle doit apporter un bienfait à celui qui vient solliciter une aide, **sans exercer de pouvoir sur la personne mais, au contraire, en l'aidant à rencontrer son propre pouvoir** !

L'énergie universelle s'utilise donc **avec amour et conscience**. Elle s'emploie en respectant des principes fondamentaux :

- → ne pas nuire ;
- → travailler en accord avec la personne ;
- → agir avec bienveillance ;
- → donner lieu à un échange d'énergie pour les services rendus.

On pourrait définir la bienveillance dans les soins énergétiques comme la **volonté d'œuvrer pour le bien d'autrui dans le respect de ses propres choix**. Le degré de bienveillance fait une grande différence dans les résultats que vous obtiendrez car, à partir du moment où vous travaillerez depuis l'énergie du cœur, vous accéderez à une puissance d'énergie universelle.

« La bienveillance n'est pas nécessaire pour agir », disait déjà Aubin Gauthier en 1845, « elle est nécessaire pour être utile[3] ».

« D'abord, ne pas nuire »

Ce dogme, que l'on doit à Hippocrate (460-377 av. J.-C.), s'applique à l'action de tout soignant. Ses répercussions vont bien au-delà de la seule

---

3. Aubin Gauthier, *Traité pratique du magnétisme et du somnambulisme*, Éditions Germer Baillière, 1845.

dispensation d'énergie. **Le magnétiseur doit vérifier que son action ne sera pas nuisible**, ainsi sera-t-il amené à refuser certaines interventions. Par exemple, il n'interviendra pas sur une personne atteinte de cancer, à moins d'avoir suivi des formations spécifiques. En effet, il pourrait par mégarde accélérer le développement de la maladie.

Ne pas engendrer de souffrance inutile implique aussi une **posture de non-jugement et de bienveillance dans les propos**. Dans ce que vous allez exprimer à la personne, ayez toujours conscience des mots que vous employez. Tout ce qui peut juger ou blesser une personne engendre une souffrance inutile. **Ayez toujours des propos positifs en indiquant à la personne ce qu'elle peut faire pour aller mieux.** Invitez-la à faire des examens approfondis si vous détectez une maladie, sans pour autant formuler vous-même de diagnostic et sans prononcer de mots qui pourraient influencer ou affaiblir ses corps énergétiques.

Enfin, ne pas nuire implique aussi que vous ayez une **hygiène énergétique pour vous-même et votre lieu de travail**. Cette précaution garantit l'absence de transfert d'énergies stagnantes d'une personne à une autre. Vous vous engagez donc à **effectuer une purification entre chaque consultation** pour ne transmettre aucune négativité.

Exemple de charte

- **Art. 1) Traitements conventionnels :** Je ne formule pas de diagnostic. Mes soins ne vous dispensent pas de faire les examens d'investigation nécessaires et de suivre le traitement médical qui vous a été prescrit. Votre suivi médical ne doit en aucun cas être interrompu.

- **Art. 2) Engagement :** Je m'engage à soulager, à apaiser votre souffrance et à vous accueillir dans un lieu exempt de toute pollution énergétique. Je peux être amené à refuser d'intervenir si j'estime que cela ne relève pas de mes compétences ou que cela pourrait attenter à votre intégrité. Je reconnais les limites de mon intervention et ne promets pas de guérison.

- **Art. 3) Consentement :** J'interviens uniquement sur les personnes qui en ont fait expressément la requête. Pour les personnes mineures, j'interviens à la demande des parents et en leur présence.

- **Art. 4) Respect du secret :** Je m'astreins au secret professionnel et vous garantis la plus grande discrétion quant au respect de votre vie privée.

- **Art. 5) Cadre professionnel :** Je pratique à distance ou je m'engage à vous accueillir dans un lieu énergétiquement sain.

- **Art. 6) Autonomie :** Le travail sur les champs d'énergies doit vous amener à devenir plus conscient, plus éclairé dans vos choix et à vous rapprocher de l'unification intérieure. Je vous accompagne sur le chemin qui vous conduit à devenir votre propre source de guérison et attire votre attention sur votre responsabilité.

- **Art. 7) Éthique :** En trois mots, mon éthique est la suivante : compétence, responsabilité, service.

- **Art. 8) Honoraires :** Non conventionné par la Sécurité sociale, mes honoraires restent libres et non remboursés.

RÉDIGEZ VOTRE PROPRE CHARTE DE MAGNÉTISEUR !

Personnalisez votre charte et adaptez-la au cadre d'exercice qui est le vôtre. Mettez-y vos propres valeurs, ajoutez-y des éléments qui vous tiennent à cœur ; elle sera ainsi imprégnée de vos énergies propres !

- **Art. 1) Traitements conventionnels :**

✍ ....

....

- **Art. 2) Engagement :** Décrivez en une phrase comment vous vous percevez, ce qui vous a conduit à réaliser des soins énergétiques. « J'ai choisi d'être magnétiseur pour… ».

✍ ....

....

- **Art. 3) Consentement :**

✍ ....

....

- **Art. 4) Respect du secret :**

✍ ....

....

- **Art. 5) Cadre professionnel :** Précisez dans quel cadre vous pratiquez : à distance, en cabinet, à domicile ? Est-ce une activité principale ou secondaire ?

✍ ....

....

- **Art. 6) Autonomie :**

✍ ....

....

- **Art. 7) Éthique :** Expliquez succinctement les trois valeurs principales qui guident votre éthique personnelle.

✍ ....

....

- **Art. 8) Honoraires :**

✍ ....

....

- **Art. 9) Respect des valeurs :** Précisez, par exemple, que votre intervention est indépendante de toute orientation religieuse, ethnique ou politique, et que vous pratiquerez dans le respect de vos croyances et convictions.

✍ ....

....

- **Art. 10) Relation avec les consultants :** Précisez comment vous la concevez. Par exemple, vous cultivez avec chacun d'eux un lien nécessaire et suffisant, sans jamais perdre de vue le bien-être le plus élevé de la personne. Vous l'informez des suites que peut engendrer un soin énergétique et rappelez que tout processus de guérison ne s'enclenche qu'avec la participation active du consultant.

✍ ....

....

Voilà ! Vous êtes désormais prêt à passer à l'étape suivante !

CHAPITRE 4

LA MAIN ET LE PENDULE, LES OUTILS DU MAGNÉTISEUR

Si votre corps tout entier est mobilisé pour transmettre de l'énergie universelle, deux outils en particulier vous serviront dans votre pratique du magnétisme :

- vos mains, qui sont votre premier canal de transmission (c'est à travers elles que circulera la majorité de l'énergie) ;
- le pendule, qui permet d'amplifier votre propre perception afin de la rendre visible.

QUEL EST LE POUVOIR DE VOS MAINS ?

Il est fascinant de constater le lien intime qui unit l'esprit et la main. Kant disait : « La main est la partie visible du cerveau ». D'ailleurs, **elle vibre à la même fréquence que lui** (aux alentours de 8 hertz chez les magnétiseurs, ce qui correspond à la fréquence vibratoire terrestre dite « de Schumann »).

LE SAVIEZ-VOUS ?

« Le roi te touche, Dieu te guérit ». Avec cette phrase était accompli le rituel du « toucher des écrouelles ». Selon une tradition qui remonterait en France au règne de Louis VI le Gros (1108-1137), les rois de France pouvaient guérir les personnes atteintes d'une forme de tuberculose par un toucher royal de leur main, suivi d'un signe de croix. Ce pouvoir de guérison leur était octroyé lors de la cérémonie du sacre.

Le Dr Thierry Janssen, spécialiste de la médecine intégrative qui réunit les approches conventionnelles et alternatives, explique cela par l'état ondulatoire du cerveau des magnétiseurs, qui se place en ondes alpha oscillantes entre 8 et 12 hertz. Dès lors, les mains prennent en quelque sorte le relais vibratoire et se mettent à **vibrer en résonance, facilitant la transmission d'énergie bénéfique et réparatrice**.

Vos mains sont aussi vos yeux énergétiques ! Elles peuvent **voir des choses de l'invisible** et vous en faire prendre conscience. Par exemple, lorsque vous passerez votre main sur une zone enflammée ou un organe en hyperfonctionnement, vous pourrez ressentir de la chaleur ou, à l'inverse, une sensation de froid ou de vide sur une zone bloquée ou en hypofonctionnement.

Avez-vous déjà observé que, lorsque vous faites une activité manuelle, votre centre de gravité redescend du niveau cérébral vers la région du thorax ? En effet, vos mains activent le lien avec l'énergie du cœur : vous devenez alors plus attentif aux sensations corporelles et vous vous sentez plus vivant ! En fait, **la main est énergétiquement reliée au cœur**. Vous avez dans chaque paume de vos mains un chakra directement connecté à celui du cœur. Votre amour est ainsi directement transmis par les mains. La main est donc bien le siège de l'esprit créateur !

EXERCICE : LE PALMING, UN SOIN ÉNERGÉTIQUE POUR LES YEUX

Alors qu'il mettait au point une méthode pour préserver l'acuité visuelle et même la récupérer, l'ophtalmologue américain William H. Bates (1860-1931) découvrit une technique efficace qu'il baptisa le « palming ». Cette technique consiste à frotter ses mains l'une contre l'autre pendant au moins une dizaine de secondes afin de les charger en énergie, puis de les appliquer sur les yeux fermés, sans toutefois les toucher, mais en faisant bien le noir pendant 2 à 4 minutes. Le Dr Bates constata des résultats spectaculaires par la répétition de cet exercice plusieurs fois par jour, y compris sur la résorption de glaucomes. L'action est évidemment énergétique : le frottement des mains libère de la chaleur et produit un rayonnement infrarouge lointain, reconnu pour son effet relaxant et détoxifiant, qui améliore la circulation et régénère en profondeur.

LE CONSEIL

Le chakra des mains est celui qui se contamine le plus facilement au travers de tout ce que vous touchez. Avant de faire quoi que ce soit, lavez vos mains à l'eau froide, si possible jusqu'au coude, tout en vous assurant de rester bien en conscience. Préparez aussi un petit flacon avec quelques gouttes d'huile essentielle de baie de genièvre mélangées à une huile végétale. Vous pourrez alors en appliquer sur vos mains pour les purifier.

(Voir, p. 195, notre avertissement sur l'usage des huiles essentielles.)

La polarité des mains

Une partie de votre corps est émettrice d'énergie, une autre partie est réceptrice. Si vous êtes droitier, votre main droite est **naturellement émettrice (positive)** et votre main gauche est **réceptrice (négative)**. Vous avez donc un chakra émetteur créant un vortex à droite, et un autre, récepteur, créant un vortex à gauche. Cela s'inverse si votre main dominante est la gauche. Ainsi, lorsque vous essayez en conscience de rapprocher et d'éloigner vos mains, vous créez une **force d'aimantation entre les deux**.

EXERCICE : CRÉEZ DES BOULES D'ÉNERGIE

Placez-vous debout ou assis, gardez le dos bien droit et les pieds à plat. Prenez quelques instants pour fermer les yeux, faire silence en vous-même et vous centrer sur votre respiration. Puis, placez vos mains, doigts joints, à 20 cm environ l'une de l'autre et face à face. Visualisez une colonne de lumière blanche qui entre par le sommet de votre crâne et suit toute votre colonne vertébrale. Au niveau de votre cou, elle suit vos épaules et chacun de vos bras jusqu'à sortir par les chakras de vos mains. Rapprochez et éloignez vos mains. Ce faisant, imaginez que vous formez une boule d'énergie. Ressentez-la. Faites-la passer d'une main à l'autre. Sentez-la devenir puissante ! Alors, vous avez le choix : vous pouvez l'envoyer à une personne qui manque de vitalité, la diriger vers votre plexus pour ressentir son effet en vous-même ou encore y mettre une belle intention.

LE PENDULE, PROLONGEMENT DE L'ESPRIT

Après votre main, le pendule est votre deuxième outil. C'est un **instrument de grande sensibilité** que vous allez utiliser lors de chaque séance de soin énergétique, que ce soit pour vos proches ou un consultant.

Pourquoi avez-vous besoin d'un pendule ?

Il va d'abord vous servir à **demander l'autorisation d'intervenir sur la personne**. En effet, un soin énergétique est un acte qui se décompose en plusieurs étapes :

- → un temps d'échange avec la personne pour comprendre sa problématique ;
- → un temps de lecture de ses corps énergétiques ;
- → un temps de soin proprement dit ;
- → un débriefing pour accompagner la personne dans son retour chez elle.

La première phase est essentielle, car elle vous permet de savoir si vous êtes réellement légitime pour intervenir ! Dans tous les cas, votre pendule doit donc être consulté pour confirmer la réponse. Il vous aidera aussi à détecter une zone en difficulté, à amplifier votre soin sur des zones qui peuvent requérir un surplus d'énergie (ou au contraire une élimination des énergies cristallisées nocives), à travailler spécifiquement sur des chakras, etc.

Quel pendule choisir ?

Vous devrez probablement en posséder plusieurs, pour une raison simple : **chaque pendule doit avoir un usage, et un seul** ! Exactement comme pour les couteaux : vous en utilisez un pour la viande, pour le pain, un autre pour le beurre ou encore un couteau éplucheur. En matière de pendule, c'est la même chose : il existe toute une variété de formes et de matières (métal, cristal, bois...) pour s'adapter à chaque usage.

- Il y a, par exemple, le **pendule « Luzi »**. Fabriqué en métal et en forme de goutte, c'est un **pendule universel et bien adapté aux recherches** : il est utile pour mesurer un niveau vibratoire, rechercher une cause sur des graphiques ou choisir une huile essentielle sur une planche.

- Le pendule en **cristal de roche** peut être un outil extrêmement puissant, tant **pour les soins que pour la médiumnité**. Il a toutefois la particularité de se charger très vite négativement. Il est donc essentiel de bien savoir le nettoyer pour en faire usage.

- Les pendules **égyptiens** sont également intéressants pour effectuer des **actions de soin, y compris à distance**.

- Ayez un pendule spécifique pour **magnétiser votre eau, votre nourriture ou des objets**.

- Si vous le souhaitez, vous pouvez aussi vous procurer un pendule spirite, destiné uniquement à **contacter le monde spirite** (voir chapitre 4, p. 155).

Créez votre propre pendule !

Vous pouvez tout à fait fabriquer vos propres pendules. Pour cela, vous aurez besoin d'une chaînette en argent ou en or (ou d'un fil en matériau naturel) et d'un objet que vous aimez. Cela peut être un cristal, un médaillon, un cône en bois ou même une croix.

Je vous conseille d'y adjoindre votre ADN en mettant un peu de salive entre votre pouce et votre index, et en imbibant la chaîne et l'objet lors de la fabrication du pendule. Il sera alors tout aussi efficace que ceux vendus dans le commerce, d'autant qu'il sera imprégné de vos propres énergies !

UTILISEZ VOTRE CORPS COMME PENDULE !

Peu de gens le savent, mais votre corps peut tout à fait vous servir de pendule. Disponible, simple d'utilisation et toujours fiable, il vous suffit pour cela de vous mettre debout et de dire la phrase suivante : « Je demande à mon corps de faire office de pendule. »

Aussitôt, vous demanderez : « Qu'est-ce qu'un oui ? » Votre corps va alors se pencher vers l'avant ou vers l'arrière. Ensuite, dites : « Merci, stop. »

Vous demanderez alors : « Qu'est-ce qu'un non ? » Une fois la réponse obtenue, répétez : « Merci, stop. »

À partir de là, vous pourrez poser toutes les questions auxquelles une réponse par « oui » ou par « non » est possible. Quand vous aurez terminé, n'oubliez pas de dire : « Je demande à mon corps d'arrêter de faire office de pendule. »

Pensez à le nettoyer avant chaque utilisation

Si vous l'achetez dans le commerce, commencez par le décharger : votre pendule aura capté des énergies plus ou moins positives lors de sa fabrication et vous ne saurez pas qui l'aura manipulé avant vous. **Il est donc probable qu'il porte des énergies impures qu'il conviendra de purifier afin que votre outil soit propre sur le plan énergétique**. Cela vous permettra aussi de savoir le nettoyer par la suite, un acte que vous devrez faire très régulièrement puisque c'est **nécessaire avant chaque utilisation**. Voici comment procéder :

- Si le pendule n'est pas en pierre, vous pouvez le mettre dans un bol contenant du gros sel durant une nuit.

- S'il est en pierre, commencez par le passer sous l'eau courante pour ensuite le disposer une semaine dans une chaussette ou un tissu épais de couleur noire.

- Si vous avez une géode d'améthyste, vous pourrez déposer le pendule dessus pendant la nuit.

Une fois ce nettoyage effectué, prenez votre pendule entre vos mains et gardez-le ainsi quelques minutes **afin qu'il s'imprègne de vos vibrations**. Vous le programmerez ensuite mentalement à l'usage que vous allez en faire.

Comment bien se servir du pendule ?

- **Comment le tenir ?** Enroulez la chaînette autour de votre index et maintenez-la entre votre pouce et votre index. Le pendule doit ainsi rester stable entre vos doigts afin de minimiser les mouvements pouvant être induits par votre posture. Ne laissez pas plus de 8 cm de chaîne libre.

- **Neutralité mentale :** la plus grande difficulté avec le pendule est de ne pas être le jouet de son mental. Si vous désirez obtenir une réponse particulière, vous allez l'induire et fausser la procédure. Vous devez donc maintenir une attitude de neutralité mais aussi de détachement, tel un enfant qui attend avec curiosité et se demande quelle pourra être la réponse.

MON ASTUCE POUR RESTER NEUTRE

Il est tellement facile d'induire une réponse au pendule par votre seul désir ! Ainsi, si vous souhaitez instamment faire un soin à une personne, votre pendule répondra oui à votre demande d'autorisation. Vous devez rester bien neutre, ce qui n'est pas toujours facile ! Aussi, l'exercice qui suit est-il bien utile pour démarrer et prendre confiance.

Prenez deux papiers cartonnés de petite taille. Sur le premier, écrivez « oui » au stylo. Sur le deuxième, écrivez « non ». Mélangez-les et retournez-les, face contre table, afin de ne pas pouvoir les identifier. Tout en le maintenant au-dessus d'une des cartes, interrogez votre pendule de la manière suivante : « La réponse inscrite sous ce carton répond-elle à la question suivante ? » Énoncez alors votre question, par exemple : « Suis-je autorisé à effectuer un soin sur madame X ? » Si la réponse est oui, vous n'avez plus qu'à retourner la carte en question et découvrir si vous êtes autorisé à intervenir sur madame X. Si la réponse est non, retournez l'autre carton pour découvrir votre réponse.

Cette astuce doit pouvoir vous donner suffisamment d'assurance pour vous lancer et, rapidement, vous n'en aurez plus besoin !

- **Comment le ranger ?** Lorsque vous ne vous en servez pas, le mieux est de le disposer dans une petite pochette de tissu noir afin d'éviter qu'il ne se charge d'énergies ambiantes. Ne le laissez pas non plus au contact d'autres objets.

- **Interrogez-le :** avant toute utilisation, posez-lui les questions suivantes pour savoir à quel sens correspond chaque réponse que vous attendez et ainsi pouvoir interpréter ses mouvements. Demandez-lui :

- → « Qu'est-ce qu'un oui ? » Observez dans quelle direction va votre pendule, dans le sens horaire ou anti-horaire.

- → « Qu'est-ce qu'un non ? » Même procédure que précédemment. Reposez toujours ces questions à votre pendule, même si vous le reprenez une heure après. Ce doit être systématique.

- **Comment effectuer vos mesures ?** Vous aurez, par exemple, besoin de mesurer un taux vibratoire. Plusieurs possibilités s'offrent à vous :

  - → Vous pouvez déterminer la valeur progressivement, en posant des questions dont les réponses sont « oui » ou « non » : « Sur une échelle de 1 à 10, le taux vibratoire de madame X est-il supérieur à 5 ? » Affinez ensuite le résultat selon la réponse obtenue.

  - → Vous pouvez aussi utiliser un cadran sur papier : un demi-cercle gradué de 1 à 10. Posez la question suivante : « Quel est le niveau vibratoire de madame X ? » Votre pendule s'orientera alors vers la réponse correspondante sur le cadran. Avec l'habitude, vous pourrez même vous passer du support et simplement imaginer le graphique et ses positions !

À NOTER

Pour toutes les questions qui ne portent pas sur des mesures, sur des autorisations d'intervenir ou sur la recherche de causes, je vous recommande fortement d'utiliser un pendule spirite, ce qui nécessite un protocole particulier (voir chapitre 4, p. 155).

- **Concernant l'utilisation du pendule exclusif de soin :** disposez-le à l'endroit où vous souhaitez dégager de l'énergie et laissez-le tourner dans le sens inverse des aiguilles d'une montre jusqu'à ce qu'il cesse. Positionnez-le ensuite sur la zone que vous souhaitez charger en énergie et laissez-le tourner dans le sens des aiguilles d'une montre, jusqu'à ce qu'il s'arrête de lui-même. Pensez bien à le nettoyer entre chaque utilisation.

- **Si votre pendule oscille bizarrement :** c'est le signe soit que le moment n'est pas propice pour l'utiliser, car vous n'êtes peut-être pas vous-même dans les bonnes dispositions, soit qu'il est temps de le nettoyer.

Utiliser le pendule pour mesurer un niveau vibratoire

Je vous conseille de procéder à cette opération à chaque fois que vous effectuerez un soin énergétique. Analyser le niveau vibratoire de la personne avant le soin et réitérer l'opération après la séance vous permettra d'objectiver les effets de votre travail en comparant les résultats.

EXERCICE : DÉTERMINEZ LE NIVEAU VIBRATOIRE D'UNE PERSONNE

Grâce à votre pendule, vous allez mesurer sur une échelle de 1 à 10 le niveau vibratoire de votre conjoint, d'un parent ou de votre enfant.

Pour cela, plusieurs moyens :

- Questionnez : « Le niveau vibratoire de X est-il de plus de 5 ? Moins de 5 ? » Continuez ainsi à affiner votre recherche en fonction de la réponse reçue.

- Utilisez un graphique : grâce à votre pendule de recherche et à un graphique échelonné de 1 à 10, déterminez le niveau vibratoire de la personne.

Tester et réactiver ses chakras grâce au pendule

Les chakras sont des **organes de régulation essentiels** : ils servent à capter les énergies cosmique et tellurique pour ensuite les redistribuer de façon harmonieuse dans votre corps physique. Vous pouvez vous les représenter comme des **vortex dans lesquels circule le fluide de l'énergie**.

S'il existe d'innombrables chakras répartis dans tout le corps, les 7 principaux captent chacun une couleur de la lumière blanche, telle qu'elle apparaît lorsqu'elle est dispersée par un prisme. Voilà pourquoi chacun est en lien avec une couleur de l'arc-en-ciel !

Un chakra qui fonctionne bien est purifié et équilibré mais, au quotidien, il peut être plus ou moins fermé, bloqué par des énergies stagnantes, pollué par de la négativité, etc. Dans un premier temps, il convient alors **de les nettoyer, puis de les réharmoniser**.

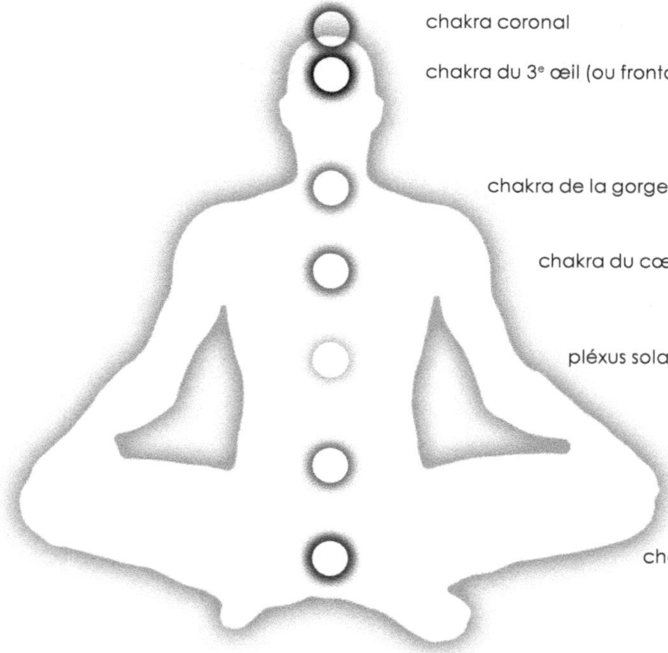

Pour travailler spécifiquement sur chacun des chakras, vous pouvez **utiliser une pierre ou un pendule de la pierre correspondante** :

- chakra racine : jaspe rouge, grenat ou corail ;
- chakra sacré : ambre, jaspe orange ou opale de feu ;
- plexus solaire : topaze, citrine ou cristal de quartz ;
- chakra du cœur : émeraude, malachite ou quartz rose ;
- chakra laryngé : saphir bleu, aigue-marine ou encore turquoise ;
- chakra frontal : azurite, labradorite ou lapis-lazuli ;
- chakra coronal : améthyste ou fluorite.

EXERCICE : TESTEZ VOS CHAKRAS

Munissez-vous d'un dessin représentant le corps humain avec l'emplacement des sept principaux chakras, chacun de la couleur qui lui correspond.

Au-dessus du dessin, positionnez le pendule au niveau du chakra racine et demandez : « Mon chakra racine est-il équilibré ? » Passez ensuite en revue les six autres en suivant la même procédure.

Si, sur l'un d'entre eux, la réponse est non, posez ces trois questions : « Est-il déficient ? Est-il en excès ? Est-il bloqué ? »

Lors de cet auto-diagnostic, mettez ces réponses en parallèle avec votre ressenti vis-à-vis de votre ancrage, votre sentiment de sécurité (dépendant du chakra racine), votre sexualité (chakra sacré), vos émotions (plexus), votre paix (chakra du cœur), votre communication (chakra de la gorge), votre intuition (chakra frontal) ou votre dimension spirituelle (chakra coronal).

À la fin de l'exercice, si un chakra est déficient ou bloqué et qu'il a besoin d'être réactivé, mettez un peu de sel dessus et laissez-le simplement agir (demandez au pendule combien de temps il doit y rester). Ensuite, jetez ce sel dans les toilettes.

Si un chakra est suractivé, alors il convient de faire une séance globale d'harmonisation : allongez-vous et, sur chacun de vos chakras, placez-y la pierre correspondante.

Notez que cet exercice vous permet aussi bien de tester vos chakras que ceux d'une autre personne.

CHAPITRE 5
MUSCLER VOS CAPACITÉS PAR LA PRATIQUE !

Le magnétisme est un entraînement que vous pouvez pratiquer en permanence dans votre vie. Entre les exercices, continuez d'y penser tout au long de la journée, saisissez chaque moment libre pour répéter un mouvement ou vous accorder une méditation. Ce faisant, vous allez intégrer le magnétisme à votre vie quotidienne et progresser beaucoup plus rapidement !

☛ LE CONSEIL

Calmez votre impatience de vouloir faire un soin complet dès le début. Chacune des étapes que je vous propose vous garantit d'y parvenir au bon moment, lorsque vous aurez maîtrisé les rudiments et affiné votre ressenti.

Sachez aussi que l'apprentissage peut suivre des cycles de régression. Vous aurez, à un moment donné, le sentiment de reculer. C'est un processus normal. En fait, vous prendrez votre élan pour mieux faire un bond en avant !

AFFINEZ VOS RESSENTIS

À ce stade, il est important d'**enrichir votre bibliothèque de ressentis** et d'acquérir la maîtrise de certaines séquences qui feront partie du soin énergétique.

EXERCICE : RESSENTEZ L'ÉNERGIE D'UNE PIERRE

Prenez un quartz rose que vous aurez préalablement laissé une semaine dans une chaussette ou un tissu noir. Recentrez-vous quelques instants. Faites le vide en vous afin de vous rendre tout à fait disponible pour votre ressenti. Prenez le quartz dans votre main, fermez les yeux et essayez d'entrer en contact avec lui. Comment vous sentez-vous en vous connectant à lui ? Cela suscite-t-il une émotion ? Des frissons ? Un apaisement ?

Chaque cristal est relié à un esprit supérieur. Peut-être que celui-ci a quelque chose à vous communiquer. Votre dimension cristalline entre en résonance avec sa propre dimension cristalline. Laissez venir à vous les sensations et les pensées. Il peut vous exprimer ce qu'il peut faire pour vous, mais aussi vous dire qu'il a besoin de certaines choses, comme de chaleur, de soleil ou autre.

Mon astuce pour entrer en communication avec l'esprit du cristal ? Aimez-le, ouvrez votre cœur. C'est pour cela que je recommande de commencer par le quartz rose, car il facilite l'ouverture du cœur et l'apaisement émotionnel.

Ressentir une polarité

Rappelez-vous, nous avons déjà évoqué la polarité (« La polarité des mains », p. 52). Lors d'un soin, la première chose à faire sera de **vous assurer que la polarité de la personne sur laquelle vous intervenez est dans le « bon sens »** : le côté droit est positif chez les droitiers, et inversement chez les gauchers.

EXERCICE : DÉTERMINEZ LA POLARITÉ

Entraînez-vous sur un membre de votre famille. Il va se mettre debout, face à vous. Gardez le bras souple et passez votre main, doigts joints, à environ 10 cm de son corps, de la tête jusqu'aux pieds. Faites-le lentement, pendant au moins 30 secondes, et restez très attentif à votre ressenti. Ce geste est une « passe longitudinale à grand courant », c'est-à-dire qu'elle s'effectue sur l'ensemble du corps. Après cette passe, fermez votre main puis rouvrez-la de façon énergique en direction du sol, avec l'intention de la décharger des énergies négatives que vous auriez pu capter. Ensuite, positionnez-vous derrière la personne et refaites la même chose, de la tête aux pieds, le long de la colonne vertébrale, en vous déchargeant de nouveau après la passe.

Vous pouvez éventuellement pratiquer avec les deux mains, l'une de chaque côté du corps.

La nature de votre ressenti va permettre de déterminer si la personne est bien polarisée ou si sa polarité est inversée. Une sensation de froid est le signe d'une polarité inversée, une sensation de chaud traduit une polarité normale.

Corriger une polarité inversée

Si la polarité est inversée, vous devrez d'abord **la rétablir avant toute intervention magnétique sur la personne**. Ce déséquilibre peut provenir de diverses causes : choc émotionnel, environnement négatif, maladie, etc. Sans un rétablissement de la polarité, tout soin énergétique ne serait d'aucune utilité.

EXERCICE : RÉTABLISSEZ LA POLARITÉ

La personne reste debout et vous allez cette fois effectuer des passes sur chacun des côtés de son corps. Répétez les passes une vingtaine de fois (d'abord d'un côté, puis de l'autre). Pensez toujours à vous décharger entre chaque passe. Quand vous aurez fini, vérifiez avec une passe lente, depuis la tête jusqu'aux pieds, de face et de dos (voir l'exercice précédent), que la sensation de chaleur est bien présente.

Si ce n'est pas le cas, ne vous inquiétez pas et recommencez la procédure : il peut arriver qu'une polarité inversée depuis longtemps nécessite d'y revenir plusieurs fois.

Corriger une polarité pour soi-même

Il arrive que votre propre polarité puisse s'inverser, par exemple suite à un choc émotionnel ou après un voyage. Vous pouvez rapidement vous en rendre compte, par exemple **en mettant chacune de vos mains sur vos yeux** : vous ressentirez alors celle qui émet et celle qui n'émet pas.

Si votre propre polarité est inversée, je vous donne un protocole très efficace pour la rétablir.

EXERCICE : RÉTABLISSEZ VOTRE PROPRE POLARITÉ

Voici la procédure pour les droitiers (si vous êtes gaucher, inversez systématiquement la position de vos mains). Pendant toute la procédure, vous devez absolument garder l'une de vos mains positionnée sur la zone du nombril, doigts joints. Dans un premier temps, placez-y votre main gauche.

- Tout en maintenant votre main gauche sur votre nombril, frottez énergiquement la zone entre le nez et la lèvre supérieure avec les doigts de votre main droite : l'index au-dessus de la lèvre supérieure et les trois autres doigts à plat, joints au-dessous de la lèvre inférieure.

- Posez votre main droite sur la gauche, de façon à pouvoir dégager cette dernière en la faisant glisser tout en maintenant votre nombril recouvert.

- Frottez à nouveau la zone sous votre nez de la main gauche.

- Frottez ensuite la zone creuse à la base du cou (toujours de la main gauche) avec le bout des doigts joints.

- Changez à nouveau de main, toujours en gardant le nombril recouvert. Votre main gauche vient donc reprendre sa place initiale.

- Frottez à nouveau la base du cou, de la main droite, donc.

- Toujours de la main droite, frottez la zone du sacrum avec le bout de vos doigts joints.

→

• Enfin, utilisez votre main gauche pour frotter le sacrum et revenez au nombril quelques secondes, les deux mains l'une sur l'autre. Le protocole s'achève ainsi.

• Attendez quelques instants, puis vérifiez par le ressenti que la procédure a bien fonctionné.

Créer une poubelle imaginaire

Chaque fois que vous allez effectuer un geste sur les corps énergétiques d'une personne, vous allez le terminer **en vous déchargeant de la main**.

C'est le geste que je vous ai indiqué plus haut (voir l'exercice « Déterminez la polarité », p. 65) : fermez la main et rouvrez-la énergiquement en prenant soin de **la diriger vers ce que vous allez appeler votre « poubelle imaginaire »**.

Cette poubelle doit être à un endroit situé **suffisamment loin de vous (environ 1 mètre)**, là où il n'y a pas de plante, d'objet ou d'effet personnel vous appartenant (pas de chaussures, par exemple). Quand vous déchargerez votre main, envoyez les énergies souillées vers cette poubelle.

Au début, cela peut vous aider de la matérialiser par un petit bol dans lequel vous aurez disposé un peu d'eau et de gros sel. Quand le soin sera fini, fermez mentalement votre poubelle énergétique et visualisez-la comme étant totalement purifiée par le feu du centre de la Terre. Enfin, jetez l'eau et le sel de votre bol dans les toilettes.

Avec un peu d'expérience, vous pourrez vous passer de ce support visuel et ne travailler qu'avec votre poubelle imaginaire.

Ressentir une douleur

Il y a probablement une personne dans votre entourage proche qui souffre d'une douleur localisée connue : hallux valgus, arthrose du genou ou du poignet, problème rénal ou tout simplement migraine.

Expliquez-lui que vous développez votre magnétisme et que, dans un premier temps, vous souhaitez juste affiner votre perception. Dans un deuxième temps, vous lui proposerez de lui faire un soin pour soulager sa douleur, si elle le souhaite !

Dans l'immédiat, **affinez vos ressentis**. Laissez votre main pendant quelques minutes au-dessus de la zone douloureuse. Que ressentez-vous ? Fermez les yeux si cela vous aide. **Analysez ce que vous percevez :** est-ce que ce sont des picotements, une petite brûlure, de la chaleur diffuse ? Cet exercice va vous permettre d'identifier et d'associer la sensation liée à la douleur.

Ensuite, passez votre main sous l'eau froide et remontez jusqu'au coude afin de vous nettoyer. Faites-le consciencieusement : **la purification est un acte important et vous devez y accorder toute votre attention**.

Retirer une douleur

Si vous vous sentez prêt, vous pouvez proposer à la personne de soulager temporairement sa douleur.

PRIÈRE

Avant de commencer, vous pouvez faire la prière suivante pour mobiliser davantage d'énergies qui concourront à soulager la personne :

« [Signe de croix] Mal, qui que tu sois, d'où que tu viennes, quels que soient ta nature et ton principe, je t'ordonne de quitter [prénom, nom de la personne], qui est une créature de Dieu. Je te l'ordonne. Ainsi soit-il ! Qu'il en soit ainsi ! »

Avant tout, demandez-lui d'évaluer sa propre douleur ou son désagrément sur une échelle de 1 à 10, 1 étant le plus léger et 10 une douleur insoutenable. Allongez ou faites asseoir la personne afin de pouvoir vous installer vous-même confortablement.

Vous allez effectuer un **geste de « dégagement** » : avec votre main, doigts joints réunis en pointe, approchez de l'organe ou du membre douloureux sans le toucher, retirez énergiquement votre main et déchargez-la dans votre poubelle imaginaire (voir « Créer une poubelle imaginaire », p. 68). Répétez ce geste pendant 3 à 8 minutes, le plus rapidement possible. C'est fatigant ! Restez bien concentré sur le fait de retirer de la douleur en y associant l'intention que le mal se retire, visualisez-le en train de sortir du corps. Ensuite, détruisez votre poubelle imaginaire et nettoyez-vous les bras à l'eau froide.

Demandez alors à la personne de réévaluer sa douleur.

LE SAVIEZ-VOUS ?

Le qi gong est l'une des branches de la médecine traditionnelle chinoise. C'est un ensemble d'exercices énergétiques pour apprendre à capter les énergies et les faire circuler librement dans le corps.

Pour progresser plus rapidement, vous pouvez faire des exercices de qi gong ou de tai-chi, qui compléteront l'apprentissage de la maîtrise de votre attention, de votre souffle et de la direction de l'énergie.

BIEN SAVOIR SE RESSOURCER POUR SE RENFORCER ET ÉLEVER SON NIVEAU VIBRATOIRE

Savoir se ressourcer rapidement est une nécessité. Même si vous puisez l'énergie au sein de l'univers, vous avez besoin d'être fortifié dans vos énergies pour être dans un niveau vibratoire qui **aide votre perception des mondes subtils**, qui **préserve votre propre vitalité** et qui soit **en phase avec l'élévation énergétique globale de la Terre**.

LE SAVIEZ-VOUS ?

Une minute de rire équivaut pour l'organisme à 45 minutes de relaxation !
Le rire a un effet spectaculaire sur le niveau vibratoire. C'est un dépolluant psychique et un aimant de positivité. Grâce à lui, corps et esprit vibrent sur la même fréquence. Il attire aussi les esprits supérieurs et les anges, qui se plaisent dans les vibrations de joie. Faites l'essai de rire un bon moment et observez les pensées inspirantes qui viennent à vous.

La nature est un puissant revitalisant. De nombreuses études en ont montré les bienfaits dans la prévention des maladies, mais aussi pour redonner de la vitalité, chasser la fatigue, améliorer la qualité du sommeil et la confiance en soi.

Voici quelques astuces pour se ressourcer avec les éléments.

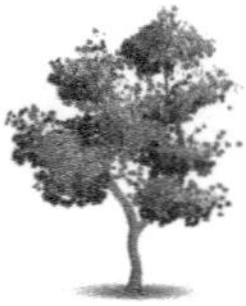

L'élément terre

Parmi **les plus puissants revitalisants** figurent la promenade en forêt ou en montagne, la marche pieds nus dans l'herbe (ou dans l'eau de mer), le contact direct avec les arbres, la proximité des cascades, etc.

Si la nature ne vous est pas accessible, vous pouvez **refaire le plein d'énergie de la Terre en méditant** : laissez-vous emplir de l'énergie blanche argentée qui relie votre nombril au centre d'amour de la Terre !

Vous pouvez aussi **vous régénérer grâce aux cristaux**. Allongez-vous, les bras le long du corps. Sur chacun de vos chakras, vous allez poser la pierre qui lui correspond (voir « Tester et réactiver ses chakras grâce au pendule », p. 60). Fermez les yeux et passez-les en revue (en commençant par le chakra racine) en visualisant chacun d'eux comme un magnifique vortex de la lumière correspondante (rouge, orangé, jaune, vert, bleu ciel, indigo et violet). Sur chaque passage, ayez conscience que le cristal purifie et équilibre votre chakra en l'accompagnant par de profondes respirations.

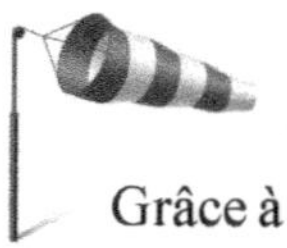

L'élément air

Grâce à votre respiration, vous pouvez **inspirer la lumière et la renvoyer ensuite à toutes vos cellules sur l'expiration**. C'est aussi simple qu'efficace pour vous recharger en bonnes énergies !

Chez vous, aérez souvent votre domicile et purifiez régulièrement avec de l'encens benjoin. Quand vous faites votre ménage, vous pouvez ajouter à l'eau quelques gouttes d'huile essentielle (orange, citron, rose…) qui élèveront le niveau vibratoire de l'air que vous respirez.

(Voir, p. 195, notre avertissement sur l'usage des huiles essentielles.)

L'élément eau

Un **bain prolongé avec du gros sel** est un moyen simple et excellent de se ressourcer rapidement ! Le sel possède l'extraordinaire pouvoir de capter les énergies négatives des corps énergétiques : il les absorbe et les extrait de notre corps grâce à ses cristaux.

Si vous n'avez pas de baignoire, mettez les pieds dans une bassine remplie d'eau salée et aspergez-vous-en de la tête aux pieds.

> ☛ **LE CONSEIL**
>
> N'hésitez pas à vous rendre régulièrement à la piscine et, si vous le pouvez, accordez-vous une séance de hammam une fois par mois : c'est un véritable rituel de purification physique et psychique.

L'élément feu

Le soleil est l'une de nos principales sources d'énergie. Il a un magnétisme très puissant ! Les photons qui composent la lumière sont directement captés par vos cellules et absorbés par votre ADN, **ce qui participe à votre régénération**.

EXERCICE : TESTEZ LE POUVOIR DU SOLEIL !

Remplissez un bol avec du sel ou de l'eau et mesurez son niveau vibratoire (voir « Utiliser le pendule pour mesurer un niveau vibratoire », p. 59). Exposez ensuite ce bol aux rayons du soleil durant un quart d'heure, puis effectuez de nouveau la mesure vibratoire. Alors ? Que constatez-vous ?

Chaque fois que vous en avez la possibilité, **exposez-vous 10 ou 15 minutes au soleil**. Inspirez profondément pour accompagner ce mouvement de régénération intérieure apportée par les énergies solaires. Utilisez la paume de vos mains pour capter cette énergie lumineuse. Gardez vos sens en éveil afin de mémoriser ce ressenti et toutes vos sensations corporelles. Respirez ce soleil dans toutes vos cellules, même quand il fait gris !

L'élément feu, **c'est aussi l'amour**, bien sûr. Vous pouvez grandement **vous ressourcer en méditant** : ressentez dans votre cœur l'amour que vous éprouvez pour tous les êtres qui vous aiment, ceux qui vous aident et vous soutiennent, qu'ils soient incarnés ou non.

EXERCICE : INITIEZ-VOUS À LA MÉDITATION DE RESSOURCEMENT PROFOND

N'y a-t-il pas un endroit sur Terre que vous aimez particulièrement ? Un endroit dans lequel vous vous ressourcez facilement ? Peut-être en avez-vous même plusieurs. Dans ce cas, créez votre propre contrée de recueillement composée des éléments favoris de vos différents lieux préférés : la lumière, les odeurs, le son, les couleurs, la température, la douceur...

Allongez-vous confortablement, fermez les yeux et prenez trois respirations profondes pour vous relaxer et détendre tous vos muscles. Placez votre conscience au niveau du cœur et rappelez-vous cet endroit merveilleux dans lequel vous vous sentez si bien, plein de vie et ressourcé. Cela peut être dans la nature ou dans un lieu sacré, une plage peut-être ?

Recréez cet espace : que voyez-vous autour de vous ? Un paysage ? Des arbres ? Des fleurs ? Une cascade ? Qu'entendez-vous ? Le bruit du vent dans les feuilles ou le chant des oiseaux ? Que sentez-vous sur votre peau ou sous votre dos ? Que sentez-vous sous vos pieds ? Passez ainsi en revue tous vos sens pour vous remémorer les sensations. Quand vous les aurez retrouvées, sur l'inspiration, nourrissez-vous de toute cette force et, sur l'expiration, envoyez-la à toutes vos cellules. Profitez de ces instants pendant une bonne dizaine de minutes : vous verrez que vous n'aurez pas envie d'en partir !

Si vous faites régulièrement cette méditation, vous vous fortifierez de l'intérieur.

DÉVELOPPEZ VOTRE MAGNÉTISME PAR L'EXPÉRIMENTATION

Je vous invite à tester votre magnétisme sur les différents éléments ainsi que sur des objets et de la nourriture. Cela vous servira, d'une part, à objectiver votre pouvoir et, d'autre part, à vous apprendre à magnétiser de l'eau, du sel et du coton, car ce sont des éléments dont vous pourriez avoir besoin de façon quotidienne.

Magnétiser de la terre

Achetez deux petits pots et remplissez-les de la même terre. Procurez-vous également un sachet de graines de persil, par exemple. Les deux pots doivent bénéficier de la même quantité d'eau et de lumière.

Chaque soir, durant 5 à 10 minutes, magnétisez l'un des deux pots, toujours le même : prenez-le dans vos mains et envoyez-lui une **intention de vitalité** ! Faites-le pendant une semaine. Si le pot magnétisé se développe plus vite, vous aurez la preuve de votre pouvoir, par comparaison avec le pot que vous n'aurez pas magnétisé.

> **À NOTER**
>
> Pour information, il est aujourd'hui prouvé que le magnétisme accélère la germination des graines mais aussi la robustesse des plantes[4].

Magnétiser de l'eau par l'intention

La façon dont vous allez procéder va influencer le résultat final et vous allez ainsi percevoir des énergies et des sensations variées, **qui vont influencer le goût de l'eau** !

Remplissez 2 bouteilles de verre avec de l'eau et appliquez les protocoles suivants :

- Fermez les yeux quelques instants, le temps de vous visualiser sous une colonne de lumière qui entre par le sommet de votre tête, suit votre colonne vertébrale et coule le long de vos bras jusqu'à vos mains.

- Prenez ensuite 1 ou 2 minutes pour penser à quelque chose qui vous met en joie. Placez alors vos deux mains, doigts joints, autour d'une des deux bouteilles **avec l'intention de lui envoyer une belle énergie**. Essayez par exemple de la charger d'amour. Faites-le pendant 5 minutes.

4. Feng Bai *et al.*, « Seeds Induced to Germinate Rapidly by Mentally Projected "qi energy" Are Apparently Genetically Altered », *The American Journal of Chinese Medicine*, 2000, vol. 28, issue 1.

- Renouvelez l'opération avec la seconde bouteille, mais cette fois-ci **en pensant à une personne ou une situation qui vous a fait souffrir, ou contre laquelle vous ressentez toujours de la colère**. Tentez de transmettre ces énergies à l'eau de la bouteille.

Goûtez ensuite à l'aveugle un tout petit peu de chacune des deux eaux. Fermez les yeux afin d'amplifier le ressenti de vos autres sens : goût, sensation de picotement, de chaleur, de brûlure... **Ressentez dans votre corps la différence entre les deux eaux.**

Pendant une semaine, utilisez ensuite chacune des bouteilles pour arroser deux plantes différentes. Idéalement, utilisez deux petits pots de menthe ou de basilic. Ainsi, vous observerez à la fois l'évolution de la plante, mais aussi le goût de ses feuilles !

PRIÈRE

Quand vous magnétiserez de l'eau pour votre famille au quotidien, en plus de la charger d'amour, prononcez l'une de ces prières afin d'intensifier plus encore ses qualités bienfaitrices pour votre santé :

- « Puisse cette eau devenir la médecine qui dissipe nos maux. »
- « Puisse cette eau apporter à notre corps tout ce dont il a besoin. »
- « Seigneur, bénissez cette eau afin qu'elle procure au corps la santé. »

Magnétiser de l'eau par imposition digitale

Prenez un bol en verre et remplissez-le d'eau. Fermez les yeux quelques instants, le temps de vous visualiser sous une colonne de lumière qui entre par le sommet de votre tête, suit votre colonne vertébrale et coule le long de vos bras jusqu'à vos mains.

Rassemblez les doigts de votre main émettrice (voir p. 52). Réunissez-les en pointe au-dessus du bol et dessinez des cercles dans le sens horaire pendant 2 bonnes minutes **avec l'intention de charger d'amour** l'eau qu'il contient. Vous apprenez ainsi à faire votre première passe : une **imposition digitale circulaire** !

Magnétiser de l'eau par le souffle

Prenez un verre d'eau et **envoyez dessus votre souffle conscient** : imaginez que votre souffle n'est qu'une magnifique lumière qui sort de votre bouche et se dépose dans cette eau. Répétez cela une dizaine de fois, jusqu'à ce que vous voyiez cette eau comme pure lumière.

Si vous voulez affiner votre ressenti, n'hésitez pas à multiplier cet exercice en y associant, une fois, une émotion de joie ; une autre fois, une intention de guérir ; une autre fois encore, une intention de rire, etc.

> ☛ **LE CONSEIL**
>
> Expérimentez, goûtez les différences ! C'est ainsi que vous entrez dans le monde merveilleux de l'énergie. Réalisez toutes les potentialités qui s'ouvrent à vous.

Magnétiser du sel

Versez 1 kilo de gros sel dans un récipient en verre assez large. Appliquez dessus une **imposition digitale circulaire**, de la même manière que lors de la magnétisation de l'eau par imposition digitale (voir page ci-contre), pendant 5 minutes, quotidiennement, durant une semaine.

Ce sel vous servira dans toutes vos purifications : pour votre corps, votre lieu de vie et de travail, le nettoyage de certaines pierres, des pendules, etc.

Magnétiser du coton

Le coton est une matière très spéciale, un vrai **condenseur de magnétisme** ! Vous allez pouvoir vous en servir comme intermédiaire pour **prolonger une action de soin, faciliter une cicatrisation ou agir spécifiquement pour répondre à une problématique**. Vous pouvez donc y placer une intention ou un programme particulier ! Ainsi, vous pourrez guérir la maladie d'un arbre ou l'eczéma d'un animal, mais aussi placer le coton sous l'oreiller d'un enfant qui fait des cauchemars ou d'un adulte qui souffre d'insomnie. C'est également efficace pour soulager les personnes angoissées en avion.

Voici la procédure : munissez-vous de coton en format carré. Comme à chaque fois, prenez un instant pour vous recentrer et faire quelques respirations.

Plusieurs possibilités s'offrent ensuite alors à vous :

- **Prenez le coton dans vos mains**, paume contre paume, pendant 5 minutes. Chargez-le de cette lumière qui vous pénètre par le sommet de votre crâne. Ajoutez-y l'intention désirée, par exemple : « Je souhaite que mon enfant ait des nuits calmes », ou : « Je demande que l'eczéma de mon ami disparaisse ».

- Vous pouvez utiliser un **pendule émetteur** (voir p. 53) afin de charger le coton.

- **Servez-vous de votre souffle**, comme pour la magnétisation de l'eau par le souffle (voir p. 78) : visualisez l'énergie de guérison pénétrer dans le coton ! Répétez l'opération au moins une vingtaine de fois pour qu'elle soit réellement efficace.

PRIÈRE POUR RENFORCER SON MAGNÉTISME

Votre coton magnétisé peut aussi être chargé d'une prière qui augmentera la puissance de son action. Pour ce faire, rassemblez quelques carrés de coton pour la personne que vous souhaitez soulager. Chargez-les ensuite dans vos mains, par votre souffle ou par le pendule comme expliqué précédemment, et prononcez cette prière :

« Ô Toi, par qui tout a été fait et par qui tout sera transformé pour retourner à la source première, Principe émané du sein de l'Éternel, Âme de l'univers, Divine lumière, je t'invoque à mon aide. Oui, viens, Fluide créateur, pénétrer mes sens amortis. Et vous, augustes Messagers du Très-Haut, Anges de lumière, Esprits célestes, vous tous, Ministres des volontés de mon Dieu, venez à moi, j'implore votre assistance. Hâtez-vous, venez m'éclairer et me guider, portez à Dieu ma prière : il connaît mes désirs. Je veux guérir [prénom nom de la personne] de son mal [prononcez le nom du mal en question]. Je vous implore par le Fils Unique, égal au Père, qui règne avec le Saint-Esprit, en l'Unité d'un seul Dieu. Ainsi soit-il ! »

APPRENEZ À LIRE UNE AURA

Ce que l'on appelle communément l'aura d'une personne est un **champ énergétique qui rassemble tous les courants de vitalité qui maintiennent son corps en vie.** D'une forme ovoïde et à l'aspect fluide, elle entoure le corps physique et rassemble elle-même plusieurs couches vibratoires. Elle est généralement d'une couleur dominante et peut présenter une ou plusieurs couleurs secondaires selon les zones corporelles. **Ces renseignements sont précieux pour qui doit intervenir sur l'énergie de la personne.**

Après la demande d'autorisation d'intervention (voir « Pourquoi avez-vous besoin d'un pendule ? », p. 53), la lecture des corps énergétiques est donc la deuxième phase de toute séance de soin énergétique.

Pourquoi et comment lire une aura ?

L'aura est le **reflet de l'état de santé général, de l'état émotionnel mais aussi du niveau spirituel de la personne**. Elle va bien sûr révéler la présence d'éventuelles maladies déjà existantes dans le corps physique, mais aussi donner des signaux d'une brèche, d'une disharmonie ou d'une faille qui, si elle n'est pas corrigée rapidement, pourrait se densifier dans le corps physique, provoquant ainsi une maladie. Voir ce champ énergétique permet ensuite d'**agir de façon ciblée pour rétablir l'harmonie dans les corps énergétiques**.

Comment s'entraîner ?

Il est probable que vous n'y parveniez pas dès la première tentative. Ne vous découragez pas. Des **exercices réguliers pratiqués avec patience** libéreront bientôt cette faculté. Soyez persévérant : je ne connais personne qui n'y soit pas arrivé après s'être exercé régulièrement !

LE CONSEIL

Pour lire l'aura, le principal obstacle, c'est vous ! Croyez en vous, en votre capacité à le faire. Le secret est de regarder sans fixer, de regarder plutôt à côté et autour de la personne, mais de ne pas la regarder directement. Laissez juste vos yeux ouverts sans faire de focus, comme si vous regardiez dans un appareil photo sans faire la mise au point. Enfin, faites consciemment appel à votre chakra frontal tout en connectant avec le chakra du cœur (amour inconditionnel).

Avant d'essayer de lire l'aura d'une personne, entraînez-vous étape par étape afin d'acquérir la forme de vision et de confiance nécessaire :

- Placez l'une de vos mains, doigts écartés, sur une feuille blanche. Dirigez votre regard entre et autour de vos doigts, sans chercher à les voir précisément. Ne clignez pas des yeux : vous devez tenir au moins 30 secondes comme cela. Puis, retirez rapidement votre main en continuant à fixer la feuille. Vous devriez alors voir une lumière à l'emplacement initial de vos doigts, probablement blanche ou grise (de couleur dite « éthérique »). Répétez l'exercice. Peu à peu, vous devriez voir apparaître de la couleur, signe que vous pouvez passer à l'étape suivante.

- Essayez maintenant de percevoir vos propres couleurs. Vous pouvez, par exemple, commencer par la tête, en vous regardant dans un miroir comme celui de votre salle de bains. Adossez-vous à un mur blanc et fixez les contours de votre tête dans le reflet du miroir, sans chercher à analyser ce que vous voyez. Vous devriez voir apparaître une couleur légèrement marquée, voire plusieurs.

Ça y est ! Vous êtes prêt pour une lecture sur une personne. Demandez à quelqu'un de votre entourage de se positionner devant un mur blanc, si possible à un moment de la journée où vous pouvez profiter de la lumière naturelle. Dirigez votre regard tout autour de la personne sans la regarder vraiment et sans cligner des yeux.

Pour faciliter l'exercice, vous pouvez dessiner des cercles autour de son corps avec votre regard, doucement, tranquillement (d'abord dans un sens, puis dans l'autre). Vous pouvez aussi lui demander de se balancer d'un pied sur l'autre : vous percevrez ainsi son aura suivre le mouvement.

Au début, peut-être ne verrez-vous que des éclairs ou des points de couleur, mais **ne vous découragez pas** : c'est que vous êtes sur la bonne voie.

PRIÈRE POUR ACCROÎTRE VOS PERCEPTIONS

« Cher Archange Raziel, libère-moi de mes peurs, doutes face à mes perceptions et intuitions, guide-moi toujours dans l'amour divin afin de laisser place à mes ressentis, afin que je les utilise pour le bien d'autrui dans un but désintéressé, dépourvu de fierté. Aide-moi, je te prie, à me débarrasser de mes blocages qui empêchent toute avancée spirituelle. Aide-moi aussi à rester humble face aux résultats positifs que mes dons pourront obtenir, ceux-là mêmes dont Dieu a bien voulu me faire la grâce. Je t'en remercie. Amen ! »

Que signifient les différentes couleurs ?

Couleur	Dominante générale	Zone précise, organe
Rouge	Clair ou vif : une puissance d'action, une force dirigée vers le juste, le bien. Pâle : possibilité d'une maladie nerveuse. Sombre : révélateur d'émotions négatives fortes, voire d'agressivité ou de violence.	Vif : bon état de santé. Sombre : problème de santé. Localisée sur le bas-ventre : suggère un problème de sexualité. Localisée sur une articulation : évoque une inflammation.
Jaune	Lumineux : haut niveau de spiritualité et de foi. Très clair : santé vulnérable. Or : rarement observé, signe d'ascension spirituelle.	Dans la zone frontale : signe d'optimisme, de joie de vivre.
Orange	Vif : esprit tourné vers la bonté. Accomplissement spirituel, créativité. Accompagné de marron : suggère l'égocentrisme.	Localisée sur les reins : traduit un problème de santé (orange brunâtre).
Bleu	Lumineux, vif ou sombre : esprit en progrès sur le plan spirituel, aptitude à l'enseignement. Bleu roi : signe de clairvoyance. Clair : suggère un manque de spiritualité délétère pour la personne.	

Couleur	Dominante générale	Zone précise, organe
Rose	Lumineux : vibration d'amour pur. Rosé, corail : immaturité.	
Indigo/ violet	Lumineux : signe d'imagination et d'intuition, d'une fusion du cœur et de l'esprit.	
Pourpre	Lumineux : spiritualité forte. Tirant sur le violet vif : peut suggérer un manque d'ancrage, un excès d'orientation vers le spirituel.	
Vert	Lumineux, vif : œuvre pour la santé, la guérison. Esprit faisant preuve de compassion. Vert d'eau : personne en cours de guérison.	
Gris	Suggère l'abandon de la volonté de guérir.	Localisée sur un organe : signe d'une maladie grave qui invite à une action urgente. En nuage : peut signifier des migraines.
Marron	L'inclusion de marron est un signe de négativité.	Le brun sur un organe est le signe d'un problème physique.
Noir		Tache révélatrice d'une maladie, d'une addiction ou d'un accident.

Voir son aura en méditation

Il est tout aussi aisé de voir l'aura les yeux fermés, c'est parfois même plus facile ! Faites cette méditation pour tenter de percevoir la vôtre, cela pourrait ouvrir une voie nouvelle dans votre perception : celle de **votre regard intérieur**.

> **À NOTER**
>
> Vous aurez au préalable pris une douche complète réalisée en conscience pour nettoyer votre aura ou, mieux encore, pris un bain de gros sel.

Allongez-vous confortablement dans une pièce où vous aurez fait l'obscurité totale, ou bien apposez un bandeau sur vos yeux, que vous maintiendrez fermés. Prenez quelques instants pour vous recentrer et vous relaxer. Respirez et détendez tous vos muscles.

Chantez le son « Aum », en l'étirant en conscience, pendant quelques minutes (voir aussi nos conseils p. 151). Vous pouvez parfaitement le faire à l'intérieur de vous, sans l'exprimer oralement. Demandez ensuite à votre âme de vous montrer votre champ énergétique. Visualisez-vous debout, face à vous-même. Rapidement, vous allez voir apparaître des couleurs ! Observez-les. **Ne laissez pas le mental les retenir ou se demander si elles sont justes ou non ; laissez juste venir ce qui vous apparaît.**

CHAPITRE 6

LES DIFFÉRENTES TECHNIQUES DU MAGNÉTISME

Je vais maintenant vous présenter les gestes et postures que vous allez devoir utiliser dans votre pratique quotidienne. Inutile de chercher à les apprendre tous par cœur dès maintenant : tout au long de cet ouvrage, vous serez amené à les mettre en pratique lors des exercices d'apprentissage que je vous propose. N'hésitez pas à insérer un marque-page ici : vous pourrez ainsi facilement y revenir lorsque vous aurez à mettre en œuvre un geste particulier !

> **À NOTER**
>
> Toutes vos impositions, applications et passes sont à réaliser **les doigts joints**. Lorsque vous écartez les doigts, vous éparpillez l'énergie, qui n'est plus aussi concentrée sur son action. Il y a donc une perte énergétique, et votre soin devient moins efficace.

L'APPLICATION

L'application est le geste de base le plus utilisé depuis la nuit des temps. **Votre main émettrice** (voir p. 52) **doit être posée à plat, toujours doigts joints, sur le corps de la personne ou sur ses vêtements.** L'application apaise et recharge en même temps.

Parfois, il est utile, face à une douleur importante, d'appliquer ses deux mains autour de la zone concernée (un genou, une épaule), quitte à demander à la personne de se mettre debout. Là encore, laissez-vous guider par votre ressenti pour déterminer tant l'intensité de l'application que sa durée.

L'IMPOSITION PALMAIRE

Elle consiste à **positionner votre paume droite** (la gauche si vous êtes gaucher) – ou les deux – **parallèle à la zone à traiter et à quelques centimètres au-dessus de la peau**. Son effet est plutôt calmant, antalgique, mais peut aussi être stimulant selon votre intention.

L'imposition palmaire peut aussi être circulaire. La position de la main est identique, mais il s'agit d'effectuer des cercles autour de la zone à traiter dans le sens des aiguilles d'une montre. Dans ce cas, elle sera plus énergique.

LES IMPOSITIONS DIGITALES

Elles se pratiquent **avec les doigts joints, formant une « pointe »**. Vos doigts se placent **de façon perpendiculaire au corps de la personne, sans la toucher**. Ils peuvent rester statiques ou bien décrire un mouvement circulaire dans le sens des aiguilles d'une montre (il s'agit alors d'une **imposition digitale circulaire**).

À NOTER

Comme cette position est très stimulante, elle ne doit jamais être pratiquée sur une plaie ou une zone douloureuse.

L'imposition digitale peut aussi être perforante : encore plus puissante que la précédente, elle s'utilise au compte-gouttes pour activer en profondeur. Vos doigts sont rassemblés en pointe (comme dans l'imposition digitale « classique ») mais décrivent un mouvement différent : au lieu d'une rotation de la main, c'est tout l'avant-bras qui fait un demi-tour à gauche, suivi d'un demi-tour à droite, et ainsi de suite.

LES PASSES

Une passe désigne un **mouvement réalisé par les mains avec souplesse et fluidité à quelques centimètres du corps**. Il en existe de plusieurs types :

- **Les passes longitudinales :** elles sont effectuées avec une ou deux mains, à quelques centimètres du corps et de haut en bas, que la personne soit debout, assise ou allongée. Elles se réalisent sur l'ensemble du corps par une passe à « grand courant », ou sur une partie spécifique (de la tête au bassin, des hanches jusqu'aux pieds ou des épaules jusqu'aux doigts) par une passe à « petit courant ».

À NOTER

Un soin commence toujours par une série de passes longitudinales à grand courant, qui servent à dégager la personne de ses énergies nocives.

- **Les passes transversales :** elles sont pratiquées d'un endroit à un autre, généralement du milieu du corps vers les côtés, du nez à l'oreille, du plexus vers le côté.

- Les passes peuvent également être utilisées **pour accompagner la sortie des douleurs**. Par exemple une douleur de reins peut être dirigée vers la fesse puis orientée vers la cuisse pour ensuite permettre de l'expulser par le pied et la jeter dans votre poubelle imaginaire (voir p. 68), que vous enverrez ensuite au feu de purification.

- **Les passes de dégagement :** elles s'effectuent en partant du sommet de la tête, à deux mains, puis en descendant le long du corps avec l'intention de ramasser toutes les négativités pour ensuite les envoyer à votre poubelle imaginaire. Une façon de dégager localement consiste à faire des cercles dans le sens inverse des aiguilles d'une montre, en simulant le geste d'empoigner et de retirer la douleur. Vous pouvez enfin agir de façon transversale : croisez les avant-bras et, sur l'expiration, dégagez-les de part et d'autre de la personne pour chasser le mal ! Si vous en éprouvez le besoin, soufflez fort pour accompagner ces dégagements.

- **Les passes rapides** servent à dégager le négatif en début de soin ou à régulariser l'énergie en fin de soin. Lorsque votre but est d'apporter de l'énergie, du calme et du bien-être, vous devez réaliser des passes lentes : commencez toujours par la tête, mains ouvertes, puis parcourez la zone à traiter avant de les refermer en bout de parcours. Vous pouvez vous arrêter à l'abdomen ou continuer jusqu'aux pieds. Gardez-les fermées en revenant à votre point de départ, rouvrez-les, puis effectuez à nouveau la passe.

LE REGARD

Vous pouvez considérer votre regard comme un **puissant faisceau magnétique**. Il sert votre action dans la mesure où il est dirigé sur la zone que vous traitez, sur le dégagement que vous faites, etc.

Il ne doit **en aucun cas être dirigé vers les yeux de la personne à traiter**, car il devient alors très difficile d'éviter tout transfert d'énergies. Il est donc préférable de lui demander de garder les yeux fermés.

LE SOUFFLE

Il est principalement de deux types, à savoir chaud ou froid :

- **L'insufflation chaude** se pratique à quelques centimètres de la partie malade, bouche ouverte ou au travers d'un tissu. Elle consiste à souffler de l'air chaud comme pour faire de la buée sur un carreau. Elle aide à dissiper une douleur locale et se pratique sur une expiration prolongée.

À NOTER

Pour être efficace, elle doit être renouvelée une vingtaine de fois, ce qui peut vous épuiser. Ce procédé est donc à réserver aux moments où vous sentez que vous êtes en grande forme !

À noter que l'insufflation chaude ne doit jamais être pratiquée dans la région du cœur ni sur une plaie, car son action serait trop stimulante sur ces zones.

- **L'insufflation froide** se fait à une distance un peu plus grande. Elle apporte du calme. Pour vous aider, vous pouvez imaginer que vous voulez éteindre une bougie à distance en utilisant vos mains comme un tube. Elle peut s'utiliser dans le traitement des maux de tête, de la nervosité ou du stress.

> ☛ **LE CONSEIL**
>
> Pendant toute imposition, passe ou autre, donnez de la puissance à votre soin en utilisant le pouvoir de votre respiration. Sur l'inspiration, vous recevez le maximum d'énergie vitale. Sur l'expiration, vous la transmettez. Ce simple rythme peut vous aider à amplifier la puissance de votre soin.

LES FRICTIONS

Il s'agit de **frotter la main sur la zone atteinte**. Comme toute passe, elles s'appliquent de façon descendante, de haut en bas, donc. Elles peuvent être pratiquées pour stimuler, accélérer la circulation sanguine ou l'équilibrer dans l'ensemble du corps. Elles sont également efficaces contre les douleurs des rhumatismes. Elles associent le pouvoir magnétique et celui du massage.

Évidemment, après chaque friction, **on se secoue les mains pour se décharger des énergies négatives**.

LES PRESSIONS

Lorsque vous ressentez que cela est nécessaire, n'hésitez pas à pratiquer **quelques pressions à certains endroits du corps**. Cela peut être au-dessus des yeux, au niveau des pieds ou sur les parties malades. Vous serez guidé par l'énergie pour appuyer sur les points du système énergétique du corps qui ont besoin d'être libérés ou réactivés.

En pratiquant cela, vous serez émerveillé de voir à quel point l'énergie de lumière est intelligente et vous conduit juste là où le besoin s'en fait sentir !

PARTIE 2

RÉALISEZ VOS PREMIERS SOINS

Ça y est, vous avez franchi une à une les étapes qui vous permettent aujourd'hui de vous lancer et de réaliser des soins énergétiques complets en toute autonomie. Bravo ! Vous avez obtenu, en quelque sorte, votre code de la route énergétique. Place maintenant à la réalisation des soins et à l'approfondissement de vos aptitudes, y compris vos perceptions sensibles.

Bien sûr, vous pourrez encore être confronté à quelques doutes ou à des sentiments de régression. Accueillez-les avec tendresse ; je vous donnerai quelques clés pour les dépasser. Sachez aussi que tout apprentissage comporte des phases de réaménagement périodiques – la progression est rarement linéaire. Les quelques phases d'apparente régression que vous connaîtrez vous permettant en fait de consolider vos acquis avant d'accéder à un niveau plus élevé de maîtrise.

Vous le verrez, il n'y a aucune limite à l'action de l'énergie. Vous pourrez ainsi œuvrer à distance, œuvrer sur vous-même et, plus encore, être accompagné et guidé dans vos actions par des esprits supérieurs et bienveillants. Ne minimisez pas l'importance de la prière. Parfois, une seule prière associée à un soin énergétique peut accomplir des bienfaits au-delà de vos espérances ! La vie, c'est l'énergie. Plus vous aurez foi en l'infinie force de vie que vous mobilisez pour intervenir sur autrui, plus vous amplifierez votre pouvoir curatif.

C'est pourquoi je vous invite à commencer par intervenir sur vous-même afin de vivre et ressentir ce pouvoir dans vos chairs, votre cœur et votre esprit, pour mieux agir ensuite sur autrui, en connaissance de cause.

CHAPITRE 1

L'IMPORTANCE DU PROTOCOLE

Un protocole est simplement une suite d'étapes et de règles à respecter pour le bon déroulement d'une séance de soin énergétique.

POURQUOI UTILISER UN PROTOCOLE ?

L'erreur principale de certains débutants est de penser qu'il leur suffit d'être animés d'un désir sincère de soulager et de se connecter à l'énergie universelle pour bien soigner. Oui, cela peut fonctionner, mais à quel prix ! Il est courant de les retrouver quelques jours ou semaines plus tard totalement épuisés, quand ils ne sont pas eux-mêmes atteints des maux qu'ils ont retirés chez les personnes !

Il est pourtant très facile et essentiel d'éviter ce genre de déboires. L'intérêt majeur d'un protocole est justement **de se prémunir contre les transferts d'énergie**. Des mots précis doivent être prononcés et certains gestes sont à effectuer pour le garantir.

De la même manière que les pilotes d'avion utilisent des procédures et des check-lists pour que votre vol se déroule en toute sécurité, les magnétiseurs ont tout intérêt à utiliser des protocoles pour **garantir la sécurité du soin énergétique**, au cours duquel se produit inévitablement un échange entre le praticien et le consultant.

Tout protocole commence par **une mise en condition, notamment un ancrage**, bien avant l'arrivée du consultant. Une prière de protection générale vous mettra également à l'abri du négatif. Le protocole s'applique également après le départ de la personne par le **nettoyage du lieu et de votre aura**.

Entraînez-vous à l'ancrage

Vous ancrer signifie **vous relier à la Terre**. Procéder à un ancrage énergétique ne vous prendra pas plus de 5 minutes, mais vous rendra moins sensible aux attaques énergétiques. Votre aura ainsi sécurisée, vous serez plus confiant, et surtout plus solide !

Témoignage

Fatima, 35 ans :
« Grâce à l'ancrage, l'énergie que je reçois a été multipliée par cent ! »

« J'avais commencé à donner quelques soins énergétiques autour de moi et j'avais plutôt de bons retours. Les personnes me disaient qu'elles étaient soulagées pendant quelques jours. Mais cela ne durait pas. Et je devais recommencer. Je me suis demandé pourquoi certains magnétiseurs arrivaient à soulager durablement alors que moi, je n'y arrivais pas. J'ai eu beau chercher dans ma pratique, je n'ai pas trouvé, jusqu'à ce que je participe un peu par hasard à un atelier de danse africaine. Le lendemain, je faisais un soin, et j'ai bien senti que l'énergie passait beaucoup plus fort ! J'ai compris l'importance de l'ancrage grâce à cet atelier : les percussions, les mouvements, l'énergie qu'on place dans le bas du corps, tout cela ancre à la Terre. À chacun sa technique, mais c'est vraiment quelque chose qui vous fait progresser. Grâce à l'ancrage, j'ai l'impression que l'énergie que je reçois a été multipliée par cent ! »

Faites le test : restez 24 heures sans ancrage et notez vos ressentis tout au long de la journée. La journée suivante, réalisez un ancrage et prenez soin d'être à l'écoute de vos ressentis. Notez comment vous réagissez à ce qui vous arrive et comparez vos ressentis des deux journées.

EXERCICE : ANCRAGE EXPRESS !

Mettez-vous debout, les pieds écartés de la même distance que celle qui sépare vos deux épaules. Prenez une minute pour vous balancer légèrement sur vos pieds, d'avant en arrière, puis une autre minute pour basculer le poids du corps d'un pied sur l'autre, lentement. Placez votre conscience dans vos pieds et dans le contact avec le sol. Mettez-y l'intention d'être enraciné à cette Terre qui vous nourrit. Puis, dites : « Je demande à être correctement ancré au centre de la Terre, ici et maintenant. »

Dans le même temps, visualisez des racines sortir de votre chakra racine, descendre le long de vos pieds et s'enfoncer profondément jusqu'au centre de la Terre. Effectuez trois respirations avec visualisation : sur l'expiration, ressentez l'ancrage de vos racines et, sur l'inspiration, faites remonter l'énergie rouge lumineuse depuis vos pieds jusqu'à votre chakra racine, en passant par vos jambes.

☛ LE CONSEIL

Avant de faire cet exercice, massez délicatement la plante de vos pieds avec 2 gouttes d'huile essentielle de nard dans un peu d'huile végétale.

Le nard faisait partie, dans l'Antiquité, d'un mélange d'huiles sacrées destinées à consacrer les rois et les prêtres. Elle est

→

extraite d'une plante qui pousse entre 3 500 et 5 500 mètres d'altitude, sur les versants de l'Himalaya. En Inde, cette huile porte le nom de « jatamansi », ce qui signifie « esprit incarné », en référence à sa capacité à renforcer l'ancrage et à équilibrer l'énergie du bassin qui apporte la force.

(Voir, p. 195, notre avertissement sur l'usage des huiles essentielles.)

LES PRINCIPALES ÉTAPES D'UN PROTOCOLE

Voici la trame de tout protocole de soin énergétique telle que les esprits supérieurs me l'ont enseignée. Elle vous permet d'agir avec efficacité, pour le consultant et pour vous-même, **dans le respect du corps, de l'aura et de l'âme**.

Elle ne vous empêchera pas pour autant de **personnaliser votre soin**. Vos gestes (passes, impositions…) et utilisations de pierres seront à adapter en fonction des besoins spécifiques de la personne. Il faudra donc ajuster vos applications énergétiques, mais tout le reste du protocole ne changera pas et constituera une **ossature solide que je vous conseille de suivre**.

Avant le soin

- Ancrez-vous (nous en avons parlé au début de ce chapitre).
- Formulez une prière de protection (voir « La protection, partie intégrante du protocole », p. 105).
- Éventuellement, demandez de l'aide (voir chapitre 4, p. 164).

À l'arrivée du consultant

- Avant toute chose, prononcez en conscience une phrase **pour le respect de l'intégrité de chacun** : « Ce qui est à toi est à toi, ce qui est à moi est à moi. »

- **Accueillez la problématique du consultant :** pour cela, utilisez une question ouverte qui permet à la personne d'exposer clairement ce qu'elle souhaite, sans avoir à parler longuement de ses problèmes, par exemple : « Que puis-je faire pour vous ? »

> **À NOTER**
>
> Certaines questions fondamentales doivent également être posées : assurez-vous de savoir si la personne est enceinte, atteinte d'un cancer connu ou d'une maladie cardio-vasculaire. Si tel est le cas, **je vous recommande vivement de vous abstenir d'intervenir**, car vous risqueriez grandement de porter préjudice à la personne.

- **Demandez toujours à votre pendule si vous êtes autorisé à intervenir sur cette personne** (voir « Pourquoi avez-vous besoin d'un pendule ? », p. 53, et « Comment bien se servir du pendule ? », p. 56). Si la réponse est non, vous pouvez demander à votre pendule si l'intervention doit être réalisée par vous-même, à un autre moment, ou alors par un autre magnétiseur.

- **Mesurez le niveau vibratoire de la personne :** n'hésitez pas à le noter sur un papier ou un cahier (voir « Utiliser le pendule pour mesurer un niveau vibratoire », p. 59).

- **Lecture de l'aura :** profitez que la personne soit debout pour observer son aura (voir « Apprenez à lire une aura », p. 81). Au début, demandez-lui de se mettre contre un mur blanc : cela facilitera votre vision. Essayez de cerner la couleur dominante et les couleurs secondaires de son aura. Au besoin, notez-les sur un papier. Vous percevrez peut-être des zones qui auront besoin d'être nettoyées et rééquilibrées lors de votre soin.

- **L'installation pour le soin :** invitez le consultant à s'allonger confortablement. Idéalement, procurez-vous une table de massage. La personne reste habillée ; demandez-lui juste de retirer ses chaussures et tous ses objets métalliques (bijoux, ceinture, lunettes, téléphone portable…).

Avant d'entamer les choses sérieuses, prenez quelques instants pour vous connecter à l'énergie universelle. Laissez-la vous envahir, ressentez-la descendre depuis votre tête jusque dans votre colonne et vos bras.

Le soin proprement dit

- **Polarité :** commencez par vérifier la polarité de la personne et rétablissez-la si nécessaire (voir « Ressentir une polarité », p. 65, et « Corriger une polarité inversée », p. 66).

- **Repérage :** effectuez un « scanner » avec vos mains afin de dresser un bilan. Prenez le temps de parcourir chaque zone. Étudiez l'ensemble des corps afin de ressentir là où il faudra intervenir. Au besoin, prenez des notes ! Cela vous aidera à comparer votre ressenti avec vos observations de l'aura.

- **Élimination des énergies nocives :** évacuez ce qui doit l'être par plusieurs passes de dégagement puissantes. En fonction de ce que vous trouvez, vous aurez peut-être besoin d'une prière de dégagement (voir « Retirer une douleur », p. 69).

- **Apport d'une énergie de guérison :** dans chaque zone qui le nécessite, réalisez toutes les applications énergétiques que vous jugerez judicieuses par rapport aux observations que vous aurez établies. Procédez ensuite à une recharge énergétique par une imposition circulaire ou avec le pendule de soins, dans le sens des aiguilles d'une montre.

- **Rééquilibrage des chakras :** cette opération devra être réalisée dans la majorité des cas (voir « Tester et réactiver ses chakras grâce au pendule », p. 60).

- **Régularisation des énergies :** effectuez plusieurs passes lentes sur tout le corps selon le besoin que vous ressentez.

La clôture de la séance en deux temps

◆ Le brassage des corps énergétiques

En partant de la tête jusqu'aux pieds, effectuez l'opération trois fois. Cela va vous faire réintégrer votre propre espace énergétique et permettre au consultant d'en faire autant.

◆ La sécurisation des corps énergétiques

Avec vos mains, vous allez « dessiner » une pyramide dont la pointe se situera au-dessus de la tête. Descendez lentement vos mains le long du corps jusqu'aux pieds afin de « refermer » la pyramide à ce niveau. Même procédé si la personne est debout : positionnez-vous sur son côté droit, formez une pyramide depuis le dessus de sa tête et descendez jusqu'à ses pieds, main droite sur la face antérieure, main gauche sur la face postérieure, sans toucher le corps. Pour vous aider, pensez à ce que vous faites lorsque vous entrez dans une maison : vous ouvrez la porte puis la refermez derrière vous afin que personne d'autre ne puisse rentrer, et ainsi sécurisez les lieux !

À NOTER

Pensez à mesurer le niveau vibratoire à chaque fin de séance sur la même échelle de 1 à 10 afin de pouvoir le comparer avec ce que vous avez constaté avant le soin.

Après le soin

- **Se décharger :** il est très important de vous décharger de toutes les énergies que vous auriez pu absorber durant le soin en vous lavant les mains à l'eau froide jusqu'au coude, tout en visualisant les énergies négatives s'en aller avec l'eau (voir « Savoir se nettoyer efficacement après une séance », p. 127).

- **Décharger le lieu :** aérez, faites brûler un peu de benjoin ou de sauge en association à de la tresse de foin d'odeur, et faites sonner une cloche, un bol tibétain ou récitez un chant sacré.

DE LA MUSIQUE OU PAS DE MUSIQUE ?

Certaines personnes peuvent avoir besoin d'entendre des sons sacrés pour accéder à leur vérité intérieure. Lorsque vous prodiguez un soin énergétique, la personne qui le reçoit accède à un état de connexion entre le corps et l'esprit propice à certaines prises de conscience et/ou libérations émotionnelles que la musique ou certains mantras peuvent faciliter. Les chants sacrés peuvent également être un support pour vous-même, afin de vous apporter une protection supplémentaire. C'est donc à vous d'expérimenter et de choisir ce qui vous convient le mieux !

LA PROTECTION, PARTIE INTÉGRANTE DU PROTOCOLE

Vous avez de nombreux moyens à votre disposition pour **vous protéger des négativités que vous pouvez être amené à rencontrer lors des soins**. Essayez-les et prenez le temps de sentir ce qui se passe en vous lorsque vous êtes bien protégé.

N'oubliez pas que **l'ancrage est le premier d'entre eux** : un bon ancrage vous évite d'être déstabilisé et vous rend plus solide !

Quelle tenue porter ?

Ayez une **tenue spécifique**, comme une blouse, **plutôt de couleur blanche**. Je vous la recommande vivement, car cela constitue la première barrière de protection liée à votre fonction : elle évite le mélange des énergies entre votre statut de thérapeute et le cadre privé (votre famille, votre intimité, etc.). Porter une tenue dédiée vous aide également à endosser votre rôle.

Sur un plan purement magnétique, privilégiez des **matières naturelles comme le coton, le lin ou la soie**. Pensez également à utiliser ces matières pour vos pieds ou même, mieux : **travaillez pieds nus !** Cela améliore votre ancrage et favorise la circulation des énergies.

Les prières de protection

Voici deux exemples de prières qui vous permettront de vous assurer une **protection sérieuse contre les énergies négatives** de toutes sortes auxquelles vous pourriez être confronté :

PRIÈRES

◆ « Dans la lumière, je suis protégé. Mon aura est scellée hermétiquement. Rien ni personne ne peut passer au travers. Je suis dans la lumière et fait de lumière. Je suis le Christ éveillé, conscient et vigilant. »

◆ « À ma droite, l'Archange Michaël pour la protection et l'amour. À ma gauche, l'Archange Gabriel pour l'intuition et la force. L'Archange Uriel devant moi, pour la spiritualité et la lumière. L'Archange Raphaël derrière moi, pour la sagesse et la guérison. Et l'Archange Métatron, la Présence Divine, au-dessus de moi, pour m'accompagner où que j'aille ! Mon bouclier est puissant par ma Volonté. Qu'il en soit ainsi, Merci ! » (Répétez cette prière trois fois.)

La visualisation de protection

Il s'agit d'une prière qui inclut, dans le cas présent, un processus de nettoyage et de protection que vous accompagnez de votre intention et de votre conscience en le décrivant en train de se réaliser. Ainsi, **visualiser votre protection la consolide**.

Sphère d'Argent de l'archange Michaël :

Visualisez-vous à l'intérieur d'une sphère. Votre corps est rempli de lumière blanche : elle entre par le sommet de votre tête jusqu'à se diffuser par tous les pores de votre peau. Cela peut prendre quelques minutes. Visualisez maintenant une flamme violette qui part du dessous de vos pieds et qui remplit votre sphère. La Flamme violette transmute le négatif en énergie positive.

Visualisez maintenant l'archange saint Michaël touchant la sphère de son épée d'argent. Il se produit à l'intérieur de la sphère une doublure d'argent liquide, ce qui empêche toute négativité d'entrer. Finalement, visualisez un miroir à l'intérieur de votre sphère : il entoure votre doublure d'argent et réfléchit le négatif en direction de celui qui l'envoie.

Les cristaux

Certaines pierres sont dotées de propriétés spécifiques qui vous protègent des énergies nocives. Elles agissent soit par absorption, soit par réflexion, soit par neutralisation, soit par purification. À ce titre, ce sont de précieuses alliées !

- **L'œil de tigre :** pour une efficacité optimale, portez dans votre poche une pierre brute, non travaillée en bijou ou en statuette. Vous pouvez aussi en disposer sur votre bureau. L'œil de tigre renvoie les énergies négatives tel un miroir.

- **La labradorite :** excellente barrière contre le négatif, elle protège aussi votre aura. Ayez-en quelques-unes dans votre espace de consultation.

- **L'améthyste :** si possible, procurez-vous une géode. Qu'importe la taille : choisissez-la de couleur vive. Ses pouvoirs sont immenses : elle purifie, équilibre les corps énergétiques, vous permet de nettoyer vos autres cristaux en les plaçant dedans…

- **La tourmaline noire :** très efficace pour absorber le négatif, vous pouvez la porter sur vous ou en disposer une à chaque coin de votre pièce de consultation.

Les huiles essentielles

Les huiles essentielles ont des propriétés énergétiques et spirites spécifiques. Selon leur signature, les vibrations qu'elles dégagent sont propices à :

→ attirer de pures énergies positives ;

→ accroître l'effet barrière contre les transferts ;

→ augmenter les perceptions ;

→ dissoudre en profondeur des énergies nocives.

> **À NOTER**
>
> Certaines d'entre elles appellent du monde spirite de puissantes énergies de protection, comme le basilic saint.

- Huiles essentielles de **lavande** ou de **niaouli** : à appliquer diluée dans un peu d'huile végétale autour des poignets, avant chaque soin.

- Huiles essentielles de **citron** ou de **menthe poivrée** : à respirer entre chaque soin, par exemple en appliquant l'une ou l'autre sur un mouchoir.

- **Mélange à fabriquer :** dans un flacon spray de 50 ml, versez 30 ml d'alcool à 70°, 20 ml d'eau et 15 gouttes de chacune de ces huiles : encens oliban, basilic saint, lavande, romarin et citron. Agitez et vaporisez régulièrement dans votre lieu de travail (lorsque vous êtes seul) aux quatre coins de la pièce et au-dessus de votre table de soins. Vous pouvez aussi en mettre dans vos mains, mélangées à de l'huile végétale, et caresser votre aura de haut en bas.

(Voir, p. 195, notre avertissement sur l'usage des huiles essentielles.)

Le talisman

Un talisman est un instrument énergétique créé par l'homme avec l'aide du monde spirite pour être protégé dans ses activités des énergies négatives, visibles ou invisibles. Tout a une importance dans le talisman : la forme, la matière et les symboles qui constituent sa signature énergétique. Pour le choisir, laissez-vous guider par votre attirance spontanée. Pour qu'il agisse, vous devez le porter sur vous et le réserver à votre usage personnel. Un talisman ne peut être prêté à une autre personne.

Voici quelques exemples de talisman efficaces pour le magnétiseur :

- **Pentacle de l'abbé Julio :** il s'agit du triangle divin. Il éloigne les ondes négatives et, par conséquent, les esprits inappropriés. Portez-le sur vous pour une protection dans tous les domaines, par exemple imprimé sur un papier plastifié.

- **Œil Oudjat :** en langue égyptienne, il signifie « œil préservé ». Ce talisman est intéressant à plusieurs niveaux : il assure une protection contre les énergies négatives et amplifie votre perception subtile – c'est une passerelle supplémentaire vers le soin ! En effet, le regard est une voie d'entrée puissante des énergies. Soyez toujours maître du regard que vous portez à la personne soignée et évitez de vous laisser capter par le sien : cela augmente les risques de transfert.

- **Sceau de Salomon ou étoile de David :** bouclier contre les influences nocives de toutes sortes, il a également une grande puissance d'harmonisation et préserve des formes pensées négatives (forces énergétiques crées par la maladie ou par la rumination de pensées négatives comme des peurs, des colères, des jalousies, qui peuvent passer d'un être qui les a produites à un autre).

- **Talisman Spirit** que j'ai créé : il s'agit d'un médaillon contenant de l'argent pur et doté de symboles et d'inscriptions qui en font une armure puissante contre le négatif. Ses formes, mentions et proportions m'ont été données par le monde spirite. Vous pouvez vous en procurer sur ma boutique en ligne (rhiyourhi-lila.com/boutique/).

◆ Créez votre propre talisman !

Pour cela, utilisez un **cristal** ou une **médaille** (médaille de saint Benoît ou main de Fatima, par exemple). Suivez le protocole suivant afin de **magnétiser vous-même le talisman** que vous voulez charger ; il vous protégera bien davantage car vous y aurez apporté votre magnétisme et votre confiance :

- Nettoyez-vous en profondeur en prenant une douche ou un bain de gros sel.

- Allumez une bougie blanche.

- Notez par écrit votre intention, par exemple être protégé des énergies négatives visibles ou invisibles, maintenir une aura stable et solide, etc.

- Faites brûler une petite résine d'encens benjoin et nettoyez votre talisman en le passant 7 fois dans la fumée.

- Prenez un peu de salive entre votre pouce et votre index, et étalez-la sur l'objet.

- Magnétisez-le ! Tenez-le entre vos mains pendant 5 minutes en lui envoyant votre intention, tout en le visualisant en train de s'emplir de lumière par l'intermédiaire de votre main et de votre colonne vertébrale. Visualisez-vous avec lui, toujours protégés dans une sphère de lumière.

- Terminez par une prière :

PRIÈRE

« Dieu Tout-puissant, je vous demande par votre divine grâce de répandre votre bénédiction sur ce talisman et de lui consacrer la propriété de me protéger de toute négativité, ici et maintenant. Merci. »

Les pensées positives

L'énergie va là où se porte votre attention. Lorsque vous pensez positivement, l'énergie vient nourrir votre intention. Oui, la pensée a aussi une force magnétique ! **C'est la pensée (l'intention) nourrie par l'énergie du cœur (l'émotion) qui permet de faire passer l'énergie cosmique universelle dans la matière (en l'occurrence, le consultant).** Comme nous l'avons déjà vu, le couple pensée/émotion aura donc un impact déterminant sur l'efficacité de vos soins.

Vous pourriez ainsi vous-même avoir comme pensée : « Par mon intermédiaire, la personne [prénom nom de la personne] reçoit ce dont elle a besoin pour se guérir. »

Peut-être en avez-vous d'autres ; notez-les !

....

....

Il vous sera plus facile d'être positif dans le soin si vous vous habituez à penser positif dans votre vie personnelle. En pratique, concentrez-vous sur ce qui peut être amélioré, et non sur le problème en lui-même. **Essayez toujours d'orienter votre pensée sur votre pouvoir d'action, ici et maintenant.**

> ☛ **LE CONSEIL**
>
> Si des pensées négatives vous envahissent, réagissez immédiatement par une prière, et hop ! Repartez vers de belles pensées !
>
> Autre conseil : dans la partie « L'importance de l'état d'esprit » (p. 38), vous avez testé le pouvoir des pensées et des émotions positives. Au-dessous de votre table de soins, collez un joli papier cartonné blanc portant le mot, écrit au stylo noir, « guérison » ou « amour ». Pourquoi ne pas faire de même sous le paillasson à l'entrée de votre maison ?

CHAPITRE 2

MES PREMIERS SOINS ÉNERGÉTIQUES

Vous voilà maintenant prêt à réaliser un premier soin énergétique. Je vous recommande de commencer par vous prodiguer un soin à vous-même et intégrer vos apprentissages par le vécu. Après cela, vous pourrez commencer à intervenir sur autrui.

Cette phase peut sembler intimidante, mais plus rapidement vous passerez à l'action, plus ce pas sera facile à franchir. Laissez-vous guider par les « hasards » de la vie. Ce frère ou cette sœur qui souffre de stress, la collègue qui multiplie les migraines… Soyez attentif aux signes pour accueillir cette première personne qui va venir à vous.

ET SI VOUS COMMENCIEZ PAR VOUS-MÊME ?

Quoi de mieux, en effet, que de ressentir sur soi-même les effets du magnétisme avant de les prodiguer largement aux autres ? Débuter par un auto-traitement vous permet aussi de **poursuivre un travail d'approfondissement sur vous-même, d'explorer vos sensations corporelles et d'acquérir de nouvelles pratiques**.

Voici plusieurs propositions que je vous invite à explorer.

Soulager une douleur/relancer un organe

Vous souffrez peut-être d'une douleur spécifique ou d'une faiblesse que vous connaissez (foie, vésicule, gorge, intestins ou autre). Si c'est le cas, **retirez la douleur** comme vous l'avez appris au chapitre 5 (« Retirer une douleur », p. 69).

Pratiquez ensuite une séance de 10 minutes d'application (voir p. 88) avec vos deux mains sur la zone concernée. Pour rappel, une application est un contact direct d'une ou des deux mains sur le corps de la personne ou sur ses vêtements.

Si vous souhaitez **relancer un organe**, effectuez une imposition palmaire des deux mains pendant 5 minutes, suivie d'une imposition digitale circulaire lente de la main droite jusqu'à ce que vous sentiez que cela suffit.

> **À NOTER**
>
> Comme pour toute action de soin, vous aurez préalablement pris le soin de vous ancrer, de vous recentrer sur vous-même et de faire une courte méditation pour vous connecter à l'énergie universelle.

Se libérer d'une blessure émotionnelle

Un nœud est une vibration qui bloque au niveau de l'émotionnel. En l'éliminant, vous pouvez retirer en même temps des blocages de nature mentale, psychologique, relationnelle ou même spirituelle.

Est-ce que vous portez en vous une vieille rancune ou une crainte, un conflit émotionnel dont vous n'arrivez pas à vous délester ? Essayez d'en identifier un. Si vous n'en trouvez pas, ce n'est pas grave, mais il se peut que subsiste dans vos corps un ancien traumatisme ou ressentiment enfoui.

- **Faites appel à la flamme rose pour dissoudre vos blessures émotionnelles** avec la prière suivante :

PRIÈRE

« Archange Chamuel, favorise le bonheur en moi, dans mon cœur et dans mon chakra du cœur en envoyant ton rayon rose de lumière divine qui guérit toute blessure physique, émotionnelle et spirituelle. Active l'amour en moi sur tous les plans et fais-le grandir jusqu'à ce que ma vie soit amour. Augmente l'estime que j'ai de moi-même et d'autrui, je te prie. Je te demande aussi de guérir mes anciennes blessures, qu'elles soient physiques, émotionnelles ou spirituelles, et fais que tout mon être soit lumière, amour, pureté afin que je sois doté(e) d'émotions nobles et d'un amour inconditionnel pour le bien d'autrui. Je te remercie d'ouvrir mon cœur à l'amour, au bonheur et d'intercéder à sa guérison. Amen »

- Procurez-vous un **cristal de quartz rose** que vous aurez préalablement nettoyé. Mettez-vous en condition de transmettre l'énergie universelle. **Prenez la pierre dans vos mains avec amour** pour créer un lien avec elle, ressentir son énergie de douceur, de guérison et la remercier de ce qu'elle va faire pour vous.

- Toujours en la tenant entre vos mains, programmez-la en lui demandant de **canaliser pour vous l'énergie de la flamme rose** et de continuer à agir **jusqu'à ce que toutes vos blessures émotionnelles soient guéries**.

- Vous devriez ressentir le moment où la pierre sera chargée. Allongez-vous alors et **gardez-la un moment sur votre cœur** en visualisant l'énergie rose vous envahir et emporter avec elle tout ce qui vous a blessé. Laissez la pierre vous apaiser.

- À un moment donné, vous allez percevoir que la pierre n'agit plus et ressentir une belle sensation de paix intérieure. Posez-la alors sur une photo de vous, au niveau du chakra du cœur. Demandez ensuite à votre pendule le meilleur endroit pour disposer la pierre et combien de temps vous devrez la laisser en place.

Soyez à l'écoute de ce qui ressurgit en vous dans les heures et les jours qui suivent.

Recharger ses batteries

Vous aussi avez besoin de magnétisme, d'énergie universelle, pour votre santé et vous maintenir en forme. Régulièrement, rechargez vos batteries !

Après avoir pris le temps de vous ancrer et de vous relier à l'énergie universelle, allongez-vous confortablement. Procédez ensuite tour à tour aux applications suivantes (3 à 5 minutes chacune) :

→ main gauche sur le front, main droite sur le pubis ;

→ main gauche au niveau du plexus solaire (sous la poitrine, pour être précis) et main droite au niveau du cœur ;

→ main gauche au niveau de la gorge et main droite sous le nombril.

Ces applications vous aident à **rééquilibrer vos propres chakras**. Vous pouvez aussi utiliser le dessin dont nous avons déjà parlé (voir « Tester et réactiver ses chakras grâce au pendule », p. 60).

Enfin, vous pouvez prendre votre photo dans vos mains et vous envoyer de l'énergie globalement, sur tous vos corps énergétiques, pendant environ 15 minutes. Faites-le durant plusieurs jours de suite.

PREMIERS SOINS SUR AUTRUI

> ☛ **LE CONSEIL**
>
> Certaines passes sont utiles pour commencer, mais soyez surtout à l'écoute de votre ressenti ! Laissez vos mains faire ce dont elles ont envie. Il n'y a pas qu'une seule voie pour soulager un même mal : vous trouverez des livres avec d'autres techniques, qui peuvent être tout aussi efficaces. Différents enchaînements de passes peuvent ainsi aboutir aux mêmes effets. Chaque magnétiseur est unique et crée progressivement sa propre convention de travail avec l'énergie. Écoutez-vous et vous allez cheminer vers votre propre technique de soins.

Pour vos premiers soins sur autrui, soyez promoteur auprès de votre entourage et de vos connaissances ! Vous connaissez quelqu'un qui souffre d'une douleur localisée ou d'un mal de tête et qui ne trouve plus le sommeil à cause du stress ? **Proposez votre aide, mais sans insister.** Si vous sentez la personne réceptive, lancez-vous ! Vous savez déjà faire un certain nombre de choses : retirer une douleur, tester et rétablir une polarité, lire une aura, suivre un protocole… Voici quelques indications supplémentaires pour débuter avec des soins aux effets rapidement visibles et mesurables.

Quoi que vous choisissiez de faire, **respectez toujours les étapes du protocole** que je vous ai décrit dans le chapitre 1 (p. 97).

Soulager une migraine/des maux de tête

Voilà une belle intervention pour débuter ! Un soin énergétique doit pouvoir soulager un mal de tête **en 5 à 10 minutes**.

Si ce n'est pas le cas, il faut envisager une séance plus complète et, le cas échéant, orienter la personne vers une consultation de médecine conventionnelle.

> ☛ **LE CONSEIL**
>
> Pour savoir combien de temps dure chaque imposition ou application, vous devez écouter le ressenti de vos mains ! Quand une zone aura reçu l'énergie nécessaire, vous sentirez qu'elle n'en absorbe plus. C'est pour vous le signe de passer au procédé suivant.

Si vous êtes au travail ou en famille, isolez-vous et faites asseoir la personne souffrante sur une chaise. Comme avant toute intervention, vous allez demander l'autorisation d'intervenir, vous connecter à l'énergie et vérifier la polarité de la personne. Commencez par retirer ce qui encombre la personne avec des **passes de dégagement**, de l'estomac jusqu'aux pieds. Visualisez bien un flux de lumière emporter avec lui tous les débris, toutes les noirceurs et la négativité. Envoyez tout cela dans la poubelle imaginaire (voir p. 68) jusqu'à ce que vous sentiez que c'est suffisant.

Ensuite, apportez une énergie réparatrice avec ces **3 impositions palmaires successives** :

- → front et nuque ;
- → nuque et région du cœur ;
- → les deux mains sur le ventre, autour du nombril.

Sinon, vous pouvez effectuer une application des deux mains sur le crâne de la personne, le temps nécessaire.

> **☛ LE CONSEIL**
>
> Si vous avez magnétisé de l'eau (voir p. 76-78), n'hésitez pas à en donner à la personne souffrante.

Traiter une brûlure

Après une brûlure, pour soulager la douleur, **prononcez immédiatement une prière afin de « couper le feu » de la brûlure**. En voici deux qui pourront vous y aider :

PRIÈRES

◆ « En passant par la rue Saint-Blaise, saint Jean dit à notre Seigneur : “Seigneur, voilà un enfant qui se brûle.” Le Seigneur lui répondit : “Saint Jean, souffle cet enfant trois fois en disant : ‘Au nom du Père, au nom du Fils, au nom du Saint-Esprit’ et par ton souffle, l'enfant sera guéri.” »

→

- « Feu de Dieu, perds ta chaleur, comme Judas jadis perdit sa couleur quand il trahit notre Seigneur au mont des Oliviers. J'enlève le feu avec la main. Que ça redevienne froid comme avant. »

Prononcez la prière de votre choix trois fois, puis soufflez sur la brûlure en signe de croix. Récitez ensuite cinq « Notre Père » et cinq « Je vous salue Marie ».

Selon le niveau de gravité de la brûlure, la personne devra consulter pour soigner la plaie. Cela ne vous empêche pas de faire un soin énergétique à l'endroit de la plaie pour retirer l'énergie perturbante (la douleur), apaiser et redonner de l'énergie de vie.

LE SAVIEZ-VOUS ?

Aux urgences de l'hôpital d'Annecy, 59 % des patients qui consultent pour une brûlure bénéficient de l'intervention d'un coupeur de feu grâce à une coopération souhaitée du personnel soignant avec les magnétiseurs[5]. Après leur intervention, 87 % des patients constatent une diminution de la douleur supérieure à 30 %, et les trois quarts se disent très soulagés.

Soulager le stress

De préférence, demandez à la personne de s'allonger, sinon faites-la s'asseoir. Effectuez des **passes de dégagement** sur les faces antérieure

5. Nicolas Perret, « Place des coupeurs de feu dans la prise en charge ambulatoire des brûlures en Haute-Savoie en 2007 », thèse pour le doctorat de médecine, université Joseph Fourier, faculté de médecine de Grenoble.

et postérieure, mais aussi sur les côtés de son corps. **Déchargez bien vos mains vers la poubelle imaginaire** (voir p. 68) entre chaque passe. Répétez jusqu'à avoir retiré tout le négatif. Vous pourrez vous arrêter lorsque vous sentirez la personne prendre quelques grandes inspirations en signe de soulagement.

Focalisez-vous ensuite sur la tête : procédez à une **application directe des deux mains** autour du crâne. Effectuez ensuite une **imposition palmaire** au niveau du plexus et une dernière au niveau du cœur.

Si la personne est allongée, vous pouvez terminer par une **application** au niveau des pieds. Gardez durant 2 minutes vos mains en contact avec la plante des pieds afin d'apporter de l'ancrage, et surtout de la détente.

Soulager une constipation passagère

Commencez toujours par des **passes à grand courant**, puis effectuez des **passes de dégagement**. Redonnez ensuite de l'énergie en effectuant des **passes lentes** sur le foie, le pancréas et l'estomac, avant de vous concentrer sur les intestins.

Procédez alors à une **imposition palmaire** sur le ventre suivie d'une **imposition digitale circulaire** au niveau des intestins (dans le sens des aiguilles d'une montre). Cela doit remuer, créer du mouvement dans les intestins ! Si la personne est debout, vous pouvez positionner votre main droite sur la face antérieure et la main gauche sur la face postérieure de son corps. Cela va amplifier votre action.

Enfin, vous pouvez également recourir à quelques **impositions perforantes**. N'en faites pas trop : cela est très excitant. Restez bien attentif à votre ressenti. Réalisez ensuite **quelques passes à grand courant** avant de clôturer la séance.

À NOTER

Là encore, donner de l'eau magnétisée (voir p. 76-78) à la personne peut l'aider, en complément, à déclencher la selle.

Faire partir un eczéma

Au moyen de passes, vous pouvez soulager et atténuer un eczéma, mais le moyen le plus efficace de s'en débarrasser est de recourir à la prière suivante.

Humectez votre pouce de salive et faites un signe de croix au-dessus de la zone concernée, puis prononcez : « Je te panse [signe de croix]. Que tu ne croisses [signe de croix], que tu n'augmentes pas plus que la rosée sur le pré au lever du soleil [signe de croix]. » Faites 3 fois le tour de la personne en marchant dans le sens inverse des aiguilles d'une montre.

En pratique, j'ai constaté **combien la puissance magnétique est augmentée par l'action des esprits que vous appelez à l'aide**. Vous pourrez vous en rendre compte vous-même facilement. Avant de faire un soin sur une personne, formulez cette prière et observez :

PRIÈRE

« Père, Mère, Source Divine, purifie ses corps et son esprit de toute impureté matérielle ou immatérielle. Je vous demande votre assistance afin d'envoyer à [prénom nom de la personne], par mon intermédiaire, les forces curatives de l'univers et de réveiller les forces créatrices et constructives qui sont en cette personne, pour maintenant. Je vous remercie de votre aide. »

☛ LE CONSEIL

Cette prière peut s'utiliser de manière systématique avant chaque soin quel qu'il soit afin que votre action soit amplifiée dans l'intensité et la durée.

RELATION À LA PERSONNE SOIGNÉE

Dans le processus de guérison, une part non négligeable de l'action tient dans la confiance que la personne a envers celui qui la soigne. Aussi, je vous donne quelques conseils pour que la personne qui vous sollicite puisse mettre le plus de chances de son côté.

Premier rendez-vous

Entre deux personnes étrangères, la première impression est toujours déterminante. Des chercheurs de l'université de Princeton ont déterminé qu'il fallait un dixième de seconde pour se faire un jugement sur l'apparence.

À vous de soigner ce premier contact et d'installer la confiance, tout d'abord par votre attitude ! 93 % de la communication humaine passe par le non-verbal. Le sourire, l'attitude positive, la posture droite et bien plantée vont susciter instantanément la confiance. Ayez également une poignée de main ferme et ayez un ton de voix calme et assuré.

☛ LE CONSEIL

L'ancrage va grandement vous aider à donner une première impression de confiance. Pour que votre voix l'inspire également, il vous suffit d'adopter une respiration abdominale.

Parler ? Ne pas parler ? Quoi dire ?

Pour être clair : **pendant les soins, évitez de parler**. Lorsque vous faites vos passes et vos applications énergétiques, soyez à 100 % dans vos gestes et vos intentions. Réservez les échanges aux moments qui précèdent et suivent le soin.

Une fois le soin accompli, **laissez le temps à la personne de revenir au monde extérieur**. Permettez-lui d'exprimer son ressenti, qui vous aidera aussi à conforter les sensations que vous avez vous-même ressenties pendant le soin. À votre tour, vous pouvez relater les zones que vous avez perçues comme ayant besoin d'être rééquilibrées.

Si vous avez senti un organe en très grande difficulté, **invitez la personne à consulter rapidement**, sans l'inquiéter outre mesure.

Enfin, en développant votre magnétisme, il est probable que vos facultés de perception s'affinent. Vous pouvez tout à fait, lors d'un soin, recevoir une information destinée à la personne, comme un message de l'au-delà ou un conseil avisé de ses guides pour l'aider à avancer dans sa vie.

LA PHASE D'AJUSTEMENT

Les jours suivant une intervention énergétique, le corps réenclenche un processus de guérison. Parfois, cela passe inaperçu. À l'inverse, la personne peut avoir l'impression que les symptômes s'aggravent ! Cela peut se traduire par de la fatigue, des émotions qui ressurgissent ou des émonctoires (organes servant à l'élimination des déchets de l'organisme) qui s'activent. En fait, le corps procède à un ajustement.

Il est important de prévenir la personne qu'après le soin énergétique, elle peut ressentir temporairement un inconfort, signe que son corps se rééquilibre. Conseillez-lui de bien s'hydrater et d'éviter l'alcool, la viande et les aliments trop lourds dans les deux jours qui suivent. Vous lui éviterez ainsi de s'inquiéter et lui préciserez que vous restez disponible en cas de besoin.

Comment savoir si mon action a eu un effet, et lequel ?

En premier lieu, n'oubliez pas d'évaluer le niveau vibratoire de la personne **avant et après votre intervention** : cela vous permettra de déterminer l'efficacité de votre action. Vous pouvez donner cette information à la personne, et lui poser des questions sur son ressenti personnel.

Normalement, **vous devriez aussi voir le changement sur son aura**. Soyez attentif aux traits du visage de la personne, il y a des signes qui ne trompent pas : un sourire, des couleurs, un regard apaisé ou des traits détendus traduisent un soin efficace.

Nombreux sont les maux qui peuvent nécessiter **plusieurs séances**. Lors du premier rendez-vous, vous percevrez peut-être dans la lecture de l'aura et le scan des corps énergétiques l'intensité du besoin de rééquilibrage. Il est possible que vous déterminiez alors la nécessité d'effectuer plusieurs séances. Dans ce cas, **convenez du rendez-vous suivant avant que la personne ne reparte**.

À NOTER

Chaque séance doit être **espacée d'environ 3 semaines**. Si vous avez un doute, n'hésitez pas à demander à votre pendule la confirmation ou l'infirmation de la nécessité d'une autre séance. Dans l'affirmative, vous pourrez observer, lors du deuxième rendez-vous, les changements intervenus sur les corps énergétiques du consultant depuis le précédent soin.

Si aucune autre séance n'est prévue, invitez la personne à vous appeler ou à vous écrire pour vous faire un retour 10 ou 30 jours après.

Évidemment, tout rétablissement est impossible à prévoir puisque vous ne faites que réactiver le processus d'auto-guérison du corps humain, qui a besoin d'être accompagné d'une montée en conscience de la personne qui le reçoit.

Témoignage

Laurence, 42 ans :

« Un soin énergétique est avant tout un soin global »

« Une personne est venue me voir pour lui retirer une verrue plantaire, ce que nous avons réussi à faire en deux séances. Mais les effets principaux se sont fait ressentir au niveau de son psychisme : elle m'a dit qu'elle avait lâché pas mal de reproches qu'elle s'était faits au moment du décès de sa mère et qu'elle se sentait libérée et plus légère. Son témoignage me rappelle qu'un soin énergétique est avant tout un soin global et holistique qui s'adresse à l'entièreté de l'être. Parfois, ce que l'on prend pour n'avoir aucun effet sur la zone douloureuse peut en avoir bien d'autres en profondeur. »

Existe-t-il des personnes réfractaires ?

Nous sommes tous soumis aux lois énergétiques du vivant. En revanche, vous pouvez être confronté à des **degrés divers de résistance, de barrière mentale**. Quelques causes possibles : une confiance fragile, un magnétisme qui semble glisser sur la personne au lieu de la pénétrer, ou le fait que la maladie soit pour elle une manière d'exister, de retenir une personne ou d'être au centre de l'attention.

À NOTER

La personne n'a pas besoin de croire dans le magnétisme pour que cela fonctionne, mais simplement d'être réceptive pour vivre une expérience. Quand on fait une prière sur des personnes qui ne le savent pas (prière d'intercession), leur état s'améliore. Plusieurs études ont montré des effets significatifs, comme un rétablissement plus rapide après une hospitalisation[6].

SAVOIR SE NETTOYER EFFICACEMENT APRÈS UNE SÉANCE

La rigueur que vous allez suivre dans la purification de vos corps et de votre cabinet **compte pour plus de 50 % dans l'efficacité de vos soins**. Le temps que vous y consacrez est donc un investissement extrêmement rentable.

Si l'on se protège bien, pourquoi est-il nécessaire de se nettoyer ?

Il faut comprendre que vous serez amené à retirer des négativités qui peuvent être lourdes, parfois puissantes. Si certaines d'entre elles entrent en résonance avec vos propres blessures émotionnelles ou que vous êtes vous-même affaibli par une contrariété, **vous devenez plus fragile**.

Personne n'est totalement à l'abri d'un contre-transfert : il s'agit de ces sentiments que vous ressentez parfois pour une personne malade parce

6. Leonard Leibovici, « Effects of Remote, Retroactive Intercessory Prayer on Outcomes in Patients with Bloodstream Infection: Randomised Controlled Trial », *BMJ*, Rabin Medical Center, Israël, décembre 2001, vol. 323, pp. 1450-1451.

qu'elle vous ressemble ou qu'elle vous est proche affectivement. Ce lien peut fragiliser votre protection.

En vous nettoyant après chaque soin et après chaque journée de soins, vous vous assurez de demeurer dans de bonnes énergies. Ainsi, vous serez capable d'accomplir bien plus que vous ne l'imaginez ! Surtout, vous constaterez **combien vous vous sentez mieux après avoir pris ces quelques minutes quotidiennes pour vous nettoyer**.

Après chaque soin

Après chaque soin, lavez-vous les mains à l'eau froide jusqu'aux coudes en visualisant les énergies négatives partir avec l'eau.

Vous pouvez prendre un peu d'huile d'amande douce ou de jojoba au creux de vos mains, y déposer 2 ou 3 gouttes d'huile essentielle d'hysope et caresser votre aura pour la débarrasser d'éventuelles pollutions énergétiques. (Voir, p. 195, notre avertissement sur l'usage des huiles essentielles.)

Vous pouvez ensuite utiliser des parfums énergétiques dédiés aux thérapeutes, ou le mélange que vous avez fabriqué (voir p. 108).

En fin de journée

Je vous recommande un nettoyage plus approfondi de l'une des manières suivantes :

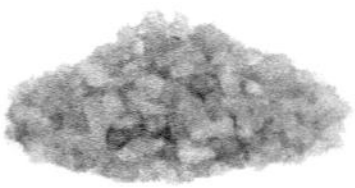

Se nettoyer par le sel : remplissez une bassine d'eau tiède mélangée à du gros sel. Prenez-y un bain de pieds pendant 10 minutes, debout, en visualisant les énergies négatives se dissoudre dans le sel. Vous pouvez amplifier l'effet de ce bain par quelques prières de votre choix.

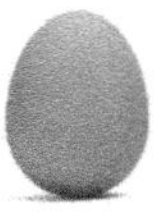

- **Se nettoyer avec un œuf :** disposez à côté de vous un bol dans lequel vous aurez versé un peu d'eau, ainsi qu'un papier essuie-tout. Prenez un œuf (bio, de préférence) dans votre main droite (ou dans la gauche si vous êtes gaucher) et tenez-le quelques instants avec amour. Faites 7 fois le tour de votre tête avec l'œuf dans votre main, dans le sens des aiguilles d'une montre. Ensuite, faites rouler l'œuf sur toutes les parties de votre corps en partant de la tête (front, joues), puis le cou, la poitrine, le ventre (gardez-le quelques instants autour du nombril), le bras gauche, le bras droit, le dos (autant que possible), le sexe, les fesses, puis descendez le long de la jambe gauche, puis la droite. Ensuite, faites semblant de cracher dessus 3 fois. Cassez l'œuf dans le bol et déposez la coquille sur l'essuie-tout. Refermez le papier et écrasez-le d'un coup sec de la main. Jetez ensuite le contenu du bol dans les toilettes et le papier dans la poubelle.

- **Prière de dégagement :** lorsque vous ne vous sentez pas très bien, que vous commencez à être négatif, triste ou que vous êtes très fatigué, allumez une bougie et prononcez en conscience la prière de dégagement qui suit. Veillez à bien placer la bougie dans un endroit sûr, car il faudra la laisser brûler jusqu'au bout.

PRIÈRE

« Moi [prénom, fille/fils de ...], je demande à mes Guides, aux Forces de Lumière, avec l'aide des Anges et de tous les Esprits supérieurs et bienveillants concernés, de joindre leurs efforts et leur puissance afin qu'il soit maintenant procédé au nettoyage total, à la purification et remise en état complète de mon corps physique, de mes corps énergétiques, de mon Aura et de tous les plans de mon être. Je demande que toutes les entités négatives et nuisibles, toutes les entités diaboliques – tous les Démons

→

et toutes les Puissances du mal –, toutes les entités magiques nuisibles, quels que soient leur origine, leurs liens et leurs buts, toutes les entités parasites, toutes les larves et résidus, et toutes les formes-pensées négatives qui se trouvent actuellement dans mon corps physique, mes corps énergétiques et mon Aura soient maintenant totalement et définitivement détruites, dissoutes ou désintégrées. Si certaines de ces entités ne peuvent ou ne doivent pas être détruites, qu'elles soient éloignées ou rejetées dans leur plan d'existence d'origine, et que tous les Esprits malveillants et nocifs soient éloignés de moi. Que toutes les énergies négatives et nuisibles présentes soient maintenant éliminées ou purifiées. Que toutes les mémoires négatives liées à des entités, à des actes de magie, à des événements passés, à des conflits non résolus ou à des mémoires ancestrales, que toutes ces mémoires soient maintenant totalement effacées... Que toutes les "cordes" ou liens me reliant à des entités, à des énergies nocives, aux Forces du Mal, à un passé contraignant ou à des personnes néfastes pour moi soient maintenant totalement coupés. Que TOUS les actes de magie, tous les actes de sorcellerie, d'envoûtement, de malédiction et de malveillance, de quelque ordre, de quelque nature et de quelque origine qu'ils soient, qui ont été volontairement mis en place contre moi, ou qui m'ont atteint accidentellement, ou qui m'ont atteint à travers des tiers, à travers des entités ou à travers mes ancêtres, que tous ces actes soient maintenant détruits, dilués, dissous ou désactivés. Je demande que chacun de mes corps énergétiques soit maintenant minutieusement contrôlé, vérifié et restructuré, que l'ensemble soit parfaitement recentré autour de mon corps physique, équilibré et harmonisé, que les décalages et déformations soient supprimés et corrigés, que les enveloppes soient réparées, les trous bouchés, les fuites d'énergie supprimées, que toutes les brèches, déchirures, blessures, meurtrissures et programmes erronés soient corrigés et réparés. Je demande que l'ensemble de mon corps physique,

→

de mes corps énergétiques, de mon Aura et les divers plans de mon être soient maintenant totalement nettoyés, purifiés, équilibrés, harmonisés, débarrassés de toute entité ou présence indésirable et de toute souillure, et que l'ensemble de ma structure énergétique soit réparée et équilibrée. Je demande à être inondé de Lumière, d'énergie positive et d'Amour Universel, et à être protégé contre toute agression, maladie, accident physique ou psychique, méchanceté, malveillance et mauvaise fortune... Sur moi [prénom, fille/fils de...], sur [prénom nom des personnes à protéger], sur mes biens mobiliers, immobiliers, sur les voitures [indiquer le nom], sur mes animaux [indiquer les noms]. Je demande que tout cela soit fait maintenant. Par votre grâce, ainsi soit-il, qu'il en soit ainsi. Merci ! »

Attention, **n'oubliez pas votre cabinet ou lieu de travail, qui doit également être purifié en fin de journée**. Ne partez pas sans avoir au minimum fait brûler un peu de benjoin en résine puis aéré la pièce. Une pulvérisation de parfum de nettoyage des lieux sera très efficace.

En fin de semaine

Une fois par semaine, prenez un **bain de gros sel pour désincruster tout ce qui aurait pu se nicher dans vos corps énergétiques**. Pour ce faire, versez 500 g de gros sel dans un récipient en verre, auquel vous ajoutez 10 gouttes d'huile essentielle de niaouli. Remuez avec une cuillère en bois. Magnétisez votre sel pour la purification et introduisez ce mélange dans le bain pendant que l'eau coule. Restez-y 20 minutes en visualisant votre aura retrouver sa pure lumière.

(Voir, p. 195, notre avertissement sur l'usage des huiles essentielles.)

Une fois par mois

Au moins un vendredi soir par mois, **répandez du gros sel sur tout le sol de votre cabinet et de votre salle de consultation**. Le samedi matin, ramassez-le au balai ou à l'aspirateur et jetez ensuite le sel dans les toilettes (ne le laissez pas dans l'aspirateur).

DÉJOUER LES PIÈGES DES DÉBUTANTS

Contournez l'hypersensibilité

Les personnes affligées de handicap ou ayant subi des maltraitances peuvent émouvoir les praticiens ultra-sensibles. La capacité à magnétiser peut alors être amoindrie sous l'effet de l'émotion, le système nerveux étant sur-sollicité.

Il est facile de contourner cet écueil en acquérant le réflexe de **faire une belle prière dès que vous sentez votre émotionnel sur le point de réagir**. Formulez une prière courte, en quelques phrases : vous polariserez votre attention positivement. Cela chasse le négatif et vous remet dans le courant de votre place, ici et maintenant. La prière aide à se concentrer et à revenir à ce que l'on fait lorsque des pensées vagabondes surviennent.

Chassez le doute par la visualisation

Au début de votre pratique, il se peut que vous soyez de temps en temps en proie au doute : « Ce que je fais est-il réellement efficace ? », « Comment être sûr que cela agisse ? »… **Si vous doutez, la personne soignée le ressent aussi**, et elle sera d'autant plus exigeante sur l'immédiateté d'un résultat.

Mettez votre énergie dans la visualisation de vos actions et de leurs effets. Vous avez déjà travaillé sur votre état d'esprit : la visualisation fait partie de votre soin ! Elle fait le lien entre l'esprit et le corps, elle accompagne l'intention d'une image et soutien le processus de guérison. C'est encore une énergie dirigée dans le but précis de libérer, soulager, apaiser.

Autre avantage : **elle élimine le doute en projetant le résultat obtenu.** Par exemple, si vous intervenez sur un calcul rénal, voyez-le comme étant dissous. Si votre action porte sur des varices, voyez les veines en meilleure santé. Si vous intervenez sur une inflammation, voyez-la se gommer progressivement ou disparaître sous un flux de lumière ! Lorsque vous faites vos impositions, visualisez le courant de lumière sortant de vos mains pour irradier la zone traitée.

EXERCICE : AMPLIFIEZ VOTRE CAPACITÉ DE VISUALISATION !

Voici un exercice qui, en plus de stimuler votre visualisation, va nourrir votre confiance en vous.

Allongez-vous confortablement, fermez les yeux et détendez-vous profondément. Mettez la conscience dans votre cœur et imaginez-vous monter quelques marches pour ouvrir une porte. Ouvrez-la et suivez un chemin qui vous emmène dans un jardin magnifique, plein de couleurs. Dans ce jardin, les animaux parlent. Les plantes, les arbres et les pierres sont lumineux et de toutes les couleurs : bleu, orange, violet, rose. Il y a une rivière avec des dauphins roses. Promenez-vous, visualisez tout ce que vous aimeriez y trouver : un cristal qui vous guérit, un animal qui vous parle, une fleur au parfum que vous adorez ou une personne que vous aimez et à qui vous avez quelque chose à dire. Vous

→

pouvez aussi plonger dans une chaude piscine d'eau rose ou vous purifier sous une cascade de cristal. Profitez quelques minutes de votre jardin de lumière.

Puis, approchez-vous de ce kiosque qui vous attire au milieu de ce jardin. Ce kiosque irradie une pure lumière blanche. Rapprochez-vous-en progressivement, tranquillement. Il y a là-bas un être qui vous attend, un être de lumière. Plus vous vous en approchez, plus son énergie vous appelle. Vous sentez monter une vague d'amour et, au moment d'entrer dans le kiosque, autour de vous, tout est devenu d'une pure lumière blanche. Visualisez les contours de l'être de lumière, il souhaite vous prendre dans ses bras. Vous vous y réfugiez jusqu'à sentir que vous ne faites plus qu'un. Pendant ce temps, peut-être vous murmure-t-il quelque chose à l'oreille.

Quand vous vous sentirez prêt, refaites le chemin du retour doucement, à votre rythme. Repassez devant tout ce que vous avez vu, lentement, puis remontez quelques marches et rouvrez la porte pour revenir dans le monde extérieur.

Circonscrivez bien votre intervention

Lorsqu'une personne vient vous voir avec une demande spécifique, comme soulager un calcul rénal, et que vous parvenez à résoudre son problème par vos soins énergétiques, ne soyez pas étonné si elle semble peu reconnaissante et vous soumette immédiatement un autre souci.

En fait, voyez-le comme le signe que vous êtes performant. Lorsqu'on enclenche un processus de guérison avec une personne, celle-ci vous exprime au fur et à mesure des **couches de problèmes non résolus et des blocages de plus en plus profonds, comme on épluche un oignon**.

Sachez lui rappeler pour quelle demande elle est venue vous consulter et **bornez votre soin à cette demande claire et précise**. Si elle souhaite poursuivre le travail avec vous pour un autre motif, cela doit faire l'objet d'un autre rendez-vous.

SOYEZ CONSCIENT DE VOTRE PROGRESSION

Pour avancer, il faut pratiquer. Plus vous allez magnétiser, plus vous serez réceptif et mieux vous saurez faire. **Un carnet de progression peut vous aider à affiner votre pratique et à prendre conscience de son évolution.**

Choisissez-vous un carnet ou un joli cahier consacré exclusivement à votre pratique. Chaque fois que vous terminerez un soin, notez la demande (souffrance à soigner ou à libérer), ce que vous retenez de la séance, ce qui s'est passé (si vous avez ressenti quelque chose de particulier, la couleur dominante de l'aura, etc.). Cela vous aidera aussi à vous souvenir rapidement de la problématique si la personne revient vous voir.

Vous allez peut-être aussi observer que les jours de pleine lune ou de nouvelle lune donnent des choses différentes, que certaines heures sont plus propices que d'autres... Globalement, cela vous aidera à suivre l'évolution des problématiques qui vous sont proposées.

Vous pouvez aussi organiser votre cahier avec des Post-it de couleur :

- **La liste de vos réussites :** retours positifs des consultants ou examens de santé qui montrent une amélioration.
- **Vos idées positives :** vous remarquerez probablement que certaines pierres sont plus efficaces que d'autres sur certains

chakras, ou vous trouverez une nouvelle méditation que vous voulez tester… Quand vous pensez à une prière ou à une action à faire, surtout, notez-la avant de l'oublier !

- **Les axes de progrès :** vous avez buté sur quelque chose et vous voulez apprendre à mieux le gérer ? Commencez par l'inscrire et faites une demande à l'univers pour que la réponse vous parvienne !

CHAPITRE 3
PRATIQUER AU QUOTIDIEN

Parfois, lorsqu'on débute, on aimerait savoir comment agir, quelles impositions effectuer dans telle ou telle situation. Maintenant que vous maîtrisez les gestes élémentaires, la manière de commencer et de terminer un soin, vous avez tout ce qu'il vous faut pour y arriver. Si votre confiance en l'énergie s'approfondit, vous savez qu'elle va vous conduire par son intelligence à vous positionner là où c'est nécessaire pour la personne.

Voici toutefois, pour vous guider plus en avant dans votre pratique, quelques conseils et protocoles pour soigner au quotidien, selon les diverses problématiques que vous serez amené à traiter.

LE PROTOCOLE NE FAIT PAS TOUT !

Avant d'aller plus loin, il est important de comprendre que les protocoles seuls ne suffisent pas et qu'il faut **envisager vos soins de manière plus globale**, en faisant appel à des **compétences et savoirs complémentaires**.

Faites-vous confiance et suivez votre ressenti

Il y a une limite aux protocoles « clés en main », c'est qu'en voulant suivre scrupuleusement ce qui est noté pour chaque pathologie, **on peut**

en oublier d'être totalement à l'écoute de son ressenti et risquer de passer à côté de quelque chose d'essentiel.

Par exemple, l'origine d'une douleur rhumatismale peut être très différente d'un individu à l'autre : elle peut, par exemple, être liée à la dégénérescence des tissus ou avoir une origine inflammatoire causée par un profond conflit intérieur. Évidemment, votre intervention sera différente selon qu'elle porte sur une inflammation ou sur un tissu qui a besoin d'être vitalisé.

Panser local, agir global

Quand une personne vient vers vous avec une demande précise, n'oubliez pas que **le soin énergétique est avant tout global et holistique** (c'est-à-dire qu'on met en relation l'individuel avec l'ensemble, le tout dans lequel il s'inscrit). Là réside tout son intérêt. **Le soin s'adresse à l'entièreté de l'être impliqué dans l'expression douloureuse.**

La plupart du temps, le mal ne vient pas de la zone douloureuse : son origine peut être spirituelle, émotionnelle, énergétique, purement physique ou autre. En dégageant les énergies nocives, en rééquilibrant les corps et les chakras, vous facilitez la relance des processus d'auto-guérison physique, émotionnelle, spirituelle, etc.

À NOTER

Prêtez toujours une attention particulière au chakra du cœur : c'est celui qui a systématiquement besoin d'être nourri lorsque quelque chose nous fait souffrir. Purifier et rééquilibrer ce chakra aidera la personne à rétablir un lien d'amour et de compassion envers toutes les parties d'elle-même.

L'importance des esprits supérieurs

Si le soin énergétique s'accompagne d'une **assistance spirituelle**, la personne bénéficie d'une perception plus lucide de sa maladie, de ses origines et du sens qu'elle peut en retirer afin de lui permettre de progresser.

C'est tout l'intérêt de **faire appel aux esprits supérieurs** (voir chapitre 4, p. 155) qui, en plus d'apporter leur aide dans la guérison du corps physique, vont intervenir sur le plan spirituel. La personne a ainsi plus de chance de prendre conscience de sa responsabilité et de la manière dont elle peut se départir de ce pour quoi elle est venue – et d'autres problématiques qui seront éventuellement apparues durant le processus de guérison.

QUELQUES EXEMPLES DE PROTOCOLES COURANTS

Protocole pour soulager les problèmes de dos

Vous y serez très souvent confronté, et pour cause : le mal de dos touche 90 % des Français, et 38 % disent même en souffrir de façon chronique[7].

Voici donc une technique pour magnétiser la colonne vertébrale :

- Allongez la personne sur le ventre ou faites-la s'asseoir.
- Commencez par retirer tout le négatif avec des passes longitudinales rapides ou circulaires, en descendant de la nuque jusqu'au sacrum.
- Main gauche sur le sacrum (ou sur le plexus si la personne est assise), descendez lentement votre main droite pour ressentir

7. « Les Français en ont plein le dos », étude OpinionWay pour Vexim réalisée auprès d'un échantillon de 1 009 Français représentatif de la population française âgée de 18 ans et plus, mars 2017.

où sont situées les zones de chaleur qui traduisent les endroits à traiter.

- Sur ces zones, pratiquez une imposition palmaire circulaire, des applications ou des impositions palmaires simples, selon ce que vous ressentez.

- Pratiquez ensuite des passes lentes sur toute la colonne (positionnez votre main gauche sur le sacrum ou le plexus) pour bien recharger la personne en globalité.

LE PLUS SPIRITE

Vous pouvez demander à votre pendule si la première vertèbre cervicale (aussi connue sous le nom d'« atlas ») est bien positionnée ou désalignée. Elle agit comme un gouvernail au carrefour des énergies telluriques et cosmiques. Alignée, elle nous aide à bien diriger notre vie et optimise les fonctions nerveuses. Son déséquilibre, plutôt fréquent, engendre de nombreuses perturbations.

Si vous demandez l'intervention d'un esprit, il va pouvoir corriger l'atlas à travers votre action. Demandez par exemple : « Seigneur, mon Dieu, permettez à vos bons Esprits de me pénétrer de leur fluide salutaire afin que je le transmette à cette personne et que, par cette intervention, son atlas soit correctement repositionné. »

Sinon, vous pouvez laisser votre main sur la zone de la nuque pour bien la recharger. Dans tous les cas, gardez à l'esprit qu'un chakra très puissant s'y trouve : tout nettoyage ou équilibrage de cette zone sera donc très bénéfique.

Protocole en cas de brûlures, zona, radiothérapie

Vous pouvez soulager et atténuer les brûlures en effectuant des passes, mais **recourir à une prière est bien plus efficace**. Je vous ai déjà donné une prière pour couper le feu, qui fonctionne **aussi sur les brûlures de radiothérapie** (voir « Traiter une brûlure », p. 119).

En voici une autre pour conjurer le **zona** :

PRIÈRE

« Ô grand saint Laurent, sur un brasier ardent, tournant et retournant, vous n'étiez point souffrant. Perds ton ardeur, grand feu de Dieu, perds ta chaleur comme Judas perdit Jésus-Christ par passion juive au jardin des Oliviers [signe de croix]. Par ma bouche Dieu l'ordonne. Au nom du Père Créateur [signe de croix], au nom du Christ [signe de croix], au nom de l'Esprit Saint [signe de croix], au nom de la Divine Mère. Qu'il en soit ainsi ! »

Protocole pour le traitement de la grippe

La grippe est une maladie infectieuse de laquelle il peut être long de se remettre, car elle met nos batteries à plat. Elle peut aussi avoir de graves conséquences sur des personnes à risques (âgées, affaiblies, déjà malades, etc.). Un soin énergétique va aider **à débarrasser la personne des énergies perturbantes, à relancer le système immunitaire et apporter un surplus d'énergie vitale** pour que le corps reprenne plus rapidement le dessus.

- Commencez par des passes rapides ou rotatives (dans le sens inverse des aiguilles d'une montre) sur le haut du corps pour dégager la tête et les voies respiratoires.

- Faites des passes lentes sur le visage (sinus, nez), la gorge et les bronches autant de fois que nécessaire.

> **À NOTER**
>
> Votre ressenti est toujours votre guide. Quand vous aurez saturé en énergie, vous sentirez que plus rien ne se transmet.

- Effectuez quelques impositions digitales sur l'appareil digestif pour stimuler foie, reins, pancréas, estomac et intestins.
- Au besoin, réalisez des applications sur les reins.
- Appliquez une pression à l'extrémité extérieure du pli du coude, puis serrez des deux mains la zone située 3 cm au-dessus du poignet.
- Terminez par des passes lentes, de la tête aux pieds.

Couper les liens : un véritable soin énergétique

Le simple fait de **couper les liens éthériques nocifs suffit la plupart du temps à débloquer beaucoup de choses**. Par exemple, les émotions de peur, de colère ou les pensées négatives à notre encontre forment des liens négatifs qui s'accrochent aux corps communautaires.

On appelle cela des « **cordes** ». En effet, ce sont comme des fils qui vous relient à des individus et **changent la nature de votre propre énergie**. Il se peut qu'en développant votre perception, vous parveniez à les apercevoir. Parfois, même, il s'agit d'une personne à laquelle vous tenez et qui utilise, avec votre accord inconscient, cette corde, ce lien qui vous unit à elle, pour absorber une partie de votre énergie positive.

Cette prière merveilleuse à l'archange Michaël vous permettra de couper les liens négatifs. La plupart du temps, cette libération est suivie d'heureuses nouvelles, de déblocages dans la recherche d'un travail, d'une maison, ou simplement de meilleures relations avec nos proches.

Vous remarquerez qu'il ne suffit pas de couper les liens ; encore faut-il guérir ! C'est pour cela que cette prière (qui m'a été donnée des esprits supérieurs) est si efficace. Usez-en pour le bonheur de tous !

PRIÈRE

« Archange Michaël, je t'appelle et je te demande de couper chaque corde et lien accroché aux corps communautaires de [prénom nom de la personne] et à son aura, et que chaque cicatrice soit soignée pour maintenant. Merci, Archange Michaël. »

Faciliter un projet de grossesse

Le magnétisme ne peut évidemment pas résoudre tous les problèmes d'infertilité, mais s'il y a quelque chose qui fait obstacle à une grossesse sur le plan éthérique, émotionnel ou énergétique, il va pouvoir le lever et ainsi **faciliter la fécondation**. Tellement de choses dans l'invisible peuvent intervenir sur un désir de grossesse : la crainte du partenaire de devenir parent, un interdit familial ou encore des mémoires ancestrales, voire des jalousies !

Votre travail consistera le plus souvent à **lever ces verrous de l'infertilité**. Face à une femme qui vous demande de l'aider à tomber enceinte, vous pouvez utiliser votre pendule pour **déterminer les causes du blocage** (physiques, mentales, émotionnelles, énergétiques, spirituelles) et voir sur lesquelles il est prioritaire d'agir **en affinant chacune des causes identifiées**. Ainsi, une cause physique peut comporter une dimension alimentaire, sexuelle, anatomique, etc.

Voici par ailleurs quelques conseils utiles :

- D'abord, coupez les liens : un ex-compagnon jaloux peut, par exemple, faire entrave à un projet de grossesse.
- Si le besoin est confirmé par le pendule, procédez à la prière de dégagement et rompez ainsi les liens transgénérationnels qui viendraient faire obstacle à ce projet (parfois, un traumatisme a pu se transmettre en sautant plusieurs générations et réapparaît pour être guéri).
- Retirez les éventuels blocages énergétiques sur les organes reproducteurs de la personne.
- Libérez la tête afin de soulager le stress par des passes de dégagement et une application des deux mains.
- Vitalisez les reins, l'utérus et les ovaires par le geste qui vous semble le plus approprié (imposition palmaire circulaire, passes lentes, applications, pendule).
- Rééquilibrez les chakras ; nettoyez bien, en particulier, le chakra sacré, situé deux doigts sous le nombril.

☛ LE CONSEIL

Si le blocage est plutôt de nature émotionnelle, vous pouvez programmer à la personne un quartz rose à porter sur elle en complément de la séance. Si le blocage est plutôt lié à la sexualité, privilégiez une cornaline. En cas de problème de santé, privilégiez un jade et une chrysoprase.

Enfin, dans une approche plus spirite, vous pouvez demander l'aide des esprits supérieurs, des saints (sainte Anne) ou de l'archange Gabriel pour faciliter le processus.

PROTOCOLE UNIVERSEL POUR TOUTES LES PROBLÉMATIQUES

Comme son nom l'indique, cette technique de soin peut vous aider **dans toutes les situations**.

- Une fois la personne allongée, faites des passes de dégagement de la tête aux pieds avec l'intention de retirer le négatif jusqu'à ce que la personne prenne d'elle-même quelques longues respirations. Dégagez bien les négativités vers votre poubelle imaginaire.

- Ensuite, tracez lentement des cercles de bas en haut, dans le sens des aiguilles d'une montre, en partant des pieds et en remontant vers la tête.

- Joignez vos mains sur votre propre poitrine, entre le plexus solaire et le cœur, et renforcez le feu par la visualisation jusqu'à ce que vous ressentiez un débordement d'énergie, de douceur et d'amour à la fois.

- Placez alors une main sur le plexus solaire de la personne malade et l'autre dans le dos, au même niveau. Visualisez le feu couleur argent remontant en vous jusqu'au cerveau, et les flammes redescendront dans vos mains.

- Continuez jusqu'à ce que la personne prenne spontanément trois ou quatre longues respirations.

- Toujours dans un mouvement souple, fluide et sans hâte, appuyez vos mains reliées par les pouces et les index sur les parties malades les plus atteintes.

- Enfin, n'oubliez pas de remercier les Êtres de lumière pour leur aide et assistance en votre nom et au nom du consultant.

LE CAS SPÉCIFIQUE DES CANCERS

La règle générale est de **ne pas intervenir sur une personne chez qui un cancer a été diagnostiqué**. La raison est simple : le cancer se nourrit de l'énergie pour se multiplier. En délivrant un surplus d'énergie vitale à la personne, **vous risqueriez grandement de renforcer le cancer dans sa vitalité et d'aggraver la maladie**.

Pourtant, il existe bien des cas de guérison de cancer grâce à des interventions énergétiques et/ou spirites – les études du Dr Hemert (voir p. 159) le prouvent. D'autres exemples ont fait le tour du monde, comme ces images capturées par la caméra d'une télévision allemande dans le plus grand hôpital chinois de médecine alternative[8] : on y voit en direct, grâce aux images ultrasons, une tumeur de 8 centimètres localisée dans une vessie se dissoudre en trois minutes sous l'action énergétique des médecins chinois. Autre exemple, en 2015 : des chercheurs ont montré qu'associer magnétisme et lumière au niveau cellulaire entraînait la régression des tumeurs cancéreuses[9].

---

8. Huaxia Zhineng Qigong Clinic & Training Center, *The Self-Aware Universe*, Dr Amit Goswami, Paperback, 1995.
9. Riccardo Di Corato *et al.*, « Combining Magnetic Hyperthermia and Photodynamic Therapy for Tumor Ablation with Photoresponsive Magnetic Liposomes », *ACS Nano*, 25 mars 2015.

Certains magnétiseurs et énergéticiens savent effectivement traiter les tumeurs. Quand on débute, il convient absolument d'**orienter la personne atteinte vers les spécialistes qui savent agir sur cette maladie** en complément de sa prise en charge et de son traitement de radiothérapie ou de chimiothérapie.

Néanmoins, vous pouvez **apporter une aide et un soutien dans la mesure du possible** ; voici ce qu'il vous est possible de faire :

- Éliminez les énergies perturbantes : dégagez le négatif comme nous l'avons vu précédemment par des passes de dégagement.

- Utilisez les prières pour couper le feu (voir « Traiter une brûlure », p. 119) afin d'atténuer certaines brûlures consécutives aux radiothérapies.

- Effectuez une application **loin des organes affectés** pour apaiser ou détendre (tête, pieds). Ainsi, vous pourrez aider la personne à être dans un meilleur état d'esprit, à retrouver un bon mental et à lâcher les peurs et les doutes qui entravent aussi la guérison.

- Agissez après une intervention chirurgicale lorsque la tumeur a été retirée pour rééquilibrer les énergies de l'organisme.

- Accompagnez la personne dans sa prise de conscience de la dimension émotionnelle et spirituelle de la maladie. Dans la plupart des cancers, il y a dans les mois ou les années précédant la maladie un choc émotionnel ou un traumatisme qui a fait office d'élément déclencheur. Si le traitement allopathique est indispensable, il a plus de chances d'aboutir si la personne se libère de ses conflits intérieurs.

LE CAS DES SOUFFRANCES PSYCHOLOGIQUES : STRESS, ANXIÉTÉ, DÉPRESSION

Peut-être est-ce **dans ce domaine que l'efficacité des thérapies énergétiques est le plus démontrée**, et c'est normal : le psychisme est extrêmement sensible aux énergies. Vous pouvez intervenir **sur toutes les souffrances psychologiques**, des niveaux les plus courants (comme le stress) aux niveaux les plus élevés, comme l'anxiété ou la dépression. Il a par exemple été attesté que des personnes ayant bénéficié de soins énergétiques pendant six semaines voient leurs symptômes dépressifs réduire significativement, cette amélioration perdurant même un an après[10].

La lumière que vous apporterez par vos soins permettra à la personne de voir les choses autrement, au-delà du brouillard créé par les pensées négatives et, la plupart du temps, lui suffira pour faire un choix de vie, réorienter ses activités, être mieux dans ses relations, son travail, etc. En dégageant toutes les pollutions négatives de ses corps énergétiques, vous la délivrerez d'un lourd fardeau, **ce qui lui permettra de se reconnecter avec sa joie, son élan vital, ses désirs, ses projets, et de retrouver une clarté mentale**.

Voici donc l'action magnétique à privilégier sur ces troubles :

- Pratiquez un dégagement fort de toutes les négativités.
- Réalisez des applications sur la tête et le cœur.
- Effectuez des impositions tout le long de la colonne vertébrale :
    - → des passes longitudinales grand courant pour dégager toutes les négativités ;

---

10. A. G. Shore, « Long-term Effects of Energetic Healing on Symptoms of Psychological Depression and Self-perceived Stress », *Alternative Therapies Magazine*, mai-juin 2004, vol. 10, n° 3, pp. 42-48.

- → un rééquilibrage : de votre main gauche, couvrez le coccyx et positionnez l'autre main sur le haut de la colonne, au bas du cou, jusqu'à ce que vous ressentiez un équilibre entre les énergies de vos deux mains ;
- → des passes lentes, en descendant le long de la colonne vertébrale.

- Procédez au rééquilibrage des chakras.

> **☛ LE CONSEIL**
>
> Dans toutes ces affections, n'hésitez pas à recourir à des prières de dégagement. Les ruminations négatives créent souvent des formes de pensées qui doivent être dissoutes, car elles attirent elles-mêmes, par affinité, des esprits inférieurs qui se nourrissent de ces souffrances et dont il convient de libérer la personne.

QUE FAIRE LORSQUE CELA SEMBLE NE PAS FONCTIONNER ?

Tout d'abord, le succès n'est pas toujours au rendez-vous. Si les retours sont utiles pour progresser et gratifiants pour soi-même, **gardez-vous toutefois d'être trop attaché au résultat**. Tout ne nous est pas toujours visible et compréhensible au premier abord. S'engager sur la voie du magnétisme, c'est aussi **s'en remettre à une force qui nous dépasse**, une énergie de guérison qui sait se frayer un chemin mais dont l'intelligence nous échappe parfois.

Parmi les principales causes d'insuccès, certaines relèvent de vous, d'autres de la personne elle-même, ou bien du stade et de la nature de sa maladie. Parfois, la personne vous sollicite trop tardivement pour réactiver l'auto-guérison. Une maladie chronique peut aussi être installée depuis trop longtemps. Vos soins la soulageront alors temporairement mais, après un certain délai, les douleurs reviendront.

Pour aller mieux, il faut aussi **être prêt à abandonner les souffrances** qui permettent parfois à certains individus d'exister aux yeux de leur entourage, selon le mécanisme bien connu des « avantages secondaires » à la maladie : parfois, la maladie sert ainsi également à retenir l'être aimé, à s'attirer l'attention ou encore à ne plus être obligé de faire un travail dans un contexte de harcèlement, par exemple. D'autres ne souhaitent pas lâcher des croyances limitatives qui entravent le processus. Toute démarche vers une guérison **doit s'accompagner d'un éveil de la personne sur la cause véritable de sa maladie**. La mise en œuvre de changements dans son mode de vie, sa pensée et son hygiène émotionnelle s'avère également indispensable. Vous pouvez l'aider pour cela, mais **uniquement si elle est réceptive à cette responsabilisation**.

Parfois, cela ne fonctionne pas, simplement parce que vous êtes vous-même fatigué, épuisé, indisposé. **Mieux vaut mille fois reporter un rendez-vous** que de vous exposer, vous et la personne, à un défaut de qualité. L'échec peut aussi venir de votre propre émotion de peur : peur de ne pas y arriver, peur d'attraper ce mal, d'avoir des gestes inopportuns, etc. Enfin, il arrive aussi que vous ne soyez pas le bon thérapeute pour la personne et qu'un autre sera plus en accord avec son type d'énergie. **Accepter ses limites vous garde dans une belle ouverture à la vie et aux autres !**

Dès lors que **vous vous connectez à l'énergie et que vous êtes animé du désir d'apporter du bien autour de vous**, votre vie va changer. Vous allez recevoir des informations, des visions, des rencontres. Peut-être est-ce là la gratification la plus grande que vous en recevrez, après celle de vous sentir utile aux autres.

VOUS RÉGRESSEZ… ET C'EST NORMAL !

Après la joie et les progrès visibles des premiers débuts, ne soyez pas surpris si vous traversez une phase plus ralentie, voire une phase de régression. Les progrès ne suivent pas une courbe linéaire ! Sachez que, parfois, l'impression d'une régression précède un nouveau bond de compétences.

Toutefois, si cela devait perdurer, ce serait le signe d'un besoin intense de nettoyage et de purification de vos corps et de vos lieux de vie et de travail.

MES ASTUCES PRATIQUES AU QUOTIDIEN

Encore quelques recommandations pour vous permettre de prodiguer vos soins de la meilleure manière possible, pour vous comme pour les personnes qui vous consultent :

- **N'enchaînez pas les soins.** Gardez-vous toujours quelques minutes entre chaque pour vous recentrer, nettoyer vos bras, aérer la pièce, retrouver votre connexion à l'énergie universelle et maintenir une qualité de pensée et d'intention.

- Vous avez deux minutes ? **Prononcez le son « Om »** (ou « Aum », voir aussi p. 86) ou bien votre prénom. Cette clé vibratoire vous aide à rester relié à la Source de toute énergie. En pratique, asseyez-vous et placez une main à plat sur votre thorax et l'autre au sommet de votre tête pour sentir les vibrations causées par ce son. Gardez les lèvres entrouvertes et inspirez par le nez profondément. En expirant, prononcez le son « Au……… » (le son doit être grave et uniforme). Allez jusqu'au bout de l'expiration et, en fin d'expiration, fermez la bouche et contractez les abdominaux pour chasser le reste d'air en émettant un « m......... » qui bourdonne dans le crâne.

- **Préparez votre prochain soin grâce à une visualisation :** voyez-vous en train de réaliser votre soin, imaginez que tout se déroule bien. Visualisez que vous êtes calme, efficace et paisible.

- **Utilisez le pouvoir de l'énergie jusqu'au bout :** rassemblez les photos de vos soins à distance dans un carnet, une photo entre deux pages. Inscrivez dessus une prière ou un mantra qui va irradier son énergie à tout ce qui se trouve à l'intérieur, et donc aux personnes dont vous aurez inclus les photos. Vous pourriez inscrire dessus le symbole du « Aum » ou quelque chose comme : « Divin Père, Divine Mère, que ton amour et ta lumière pénètrent chaque personne de ce carnet pour son plus grand bien. Merci. » Demandez à votre pendule si vous devez laisser les photos une semaine, un mois... Ensuite, détruisez-les en les déchirant et en les mettant dans un sac-poubelle noir dans lequel vous aurez déposé du gros sel.

- **Buvez bien :** l'eau est un puissant réservoir magnétique. Si vous magnétisez votre eau (voir p. 76-78) et que vous en buvez quotidiennement, cela sera d'un grand soutien à votre pratique.

SACHEZ VOUS ARRÊTER QUAND C'EST NÉCESSAIRE

Si, pendant un soin, vous vous sentez subitement fatigué, qu'une sensation de froid vous traverse ou que vous sentez comme une chape de plomb s'abattre sur vous, il est temps de vous arrêter. Soyez attentif aux signes de votre propre épuisement et sachez faire la différence entre le ressenti sur la personne et votre propre ressenti. En magnétisme, ce n'est pas échouer que de savoir s'arrêter pour se ressourcer.

CHAPITRE 4

DÉCOUVRIR ET COMPRENDRE LE MAGNÉTISME SPIRITE

Le mot « spirite » a une acception bien définie : il renvoie à l'intervention d'êtres supérieurs bienveillants dont le parcours leur permet d'avoir une action énergétique curative puissante.

Le magnétisme spirite est un approfondissement de la pratique du soin énergétique où vous travaillez en collaboration avec des entités. Si vous suivez ma méthode, non seulement vous allez être plus efficace, mais vous allez aussi combler votre âme.

QU'EST-CE QU'UN SOIN SPIRITE ?

Un soin spirite est un **soin énergétique réalisé avec l'aide d'entités supérieures**. Ce sont des esprits désincarnés, très évolués. Ils guident et orientent le travail, soit parce qu'ils savent exactement ce dont a besoin la personne soignée, soit parce que ce sont des âmes de médecins ou de chirurgiens qui vont diriger précisément l'action magnétique pour une efficacité optimale. Ils peuvent également procéder par eux-mêmes à une guérison spirituelle.

Témoignage

Lena, 42 ans :
« Aujourd'hui, je sens dans chacun de mes soins une présence »

« Lorsque j'ai commencé à magnétiser, je ne travaillais pas avec les esprits. Pas consciemment. Je pense aussi que j'avais peur de l'incorporation. Lors d'une formation, j'ai accepté de vivre cette expérience et j'ai ressenti une immense confiance. En laissant agir les esprits supérieurs, mon action est plus pertinente, moins pensée, c'est aussi un réel confort.

Votre âme, à chacun d'entre vous, vibre de se mettre sur la fréquence des esprits supérieurs. Elle y reconnaît sa vraie nature. Vous y serez inévitablement attiré par l'aspiration de votre âme. N'y résistez pas. Aujourd'hui, je sens dans chacun de mes soins une présence. L'entité entre par mes épaules, par le haut du corps, c'est elle qui fait bouger mon bras et, lorsqu'elle se retire, mon corps s'arrête d'un coup… Voilà comment je perçois l'accompagnement. »

Dans le soin spirite, vous n'êtes plus seulement magnétiseur : vous êtes **médium magnétiseur**. Votre corps sert ainsi de média, de biais, pour permettre l'action des guides, maîtres ascensionnés, médecins du ciel qui, sans vous incorporer temporairement, ne pourraient pas intervenir sur le plan terrestre. Dans ce travail s'établit également tout un dialogue avec l'âme de la personne. C'est elle qui dicte jusqu'où il est possible d'aller, ce qui est autorisé ou non.

À NOTER

La plupart du temps, vos soins sont en partie spirites, c'est-à-dire que vous n'avez pas réellement conscience de l'aide que vous apportent les esprits supérieurs dans vos interventions.

Voici quelques signes prouvant que des entités supérieures sont à vos côtés :

- Changements soudains de température : sensation de chaleur dans la pièce, dans le corps ou certaines parties du corps ou, au contraire, refroidissement.

- Changements d'atmosphère, déplacements d'air ou d'énergie : sensation de déplacements d'air autour de soi.

- Sensations corporelles : une caresse sur la joue, une présence derrière vous, des sensations de picotements le long de la colonne vertébrale ou une pression sur la nuque, des frissons, une sensation de lumière ou d'être entouré d'un éclat chaleureux.

- Perception d'une énergie autour de votre tête, de vos oreilles.

- Petite voix, murmure : selon votre réceptivité, vous pouvez entendre une petite voix intérieure ou même clairement des mots, des phrases qui vous sont donnés sans qu'ils passent par votre mental.

- Élévation morale : vous sentez que vous êtes profondément et totalement habité par le désir de servir le bien, la santé, la joie, et cela vous anime totalement au point d'être envahi par une énergie d'amour inconditionnel.

Oreilles qui sifflent (acouphènes) : et si c'étaient les esprits ?

Il arrive fréquemment que vous ne souhaitiez pas entendre ce que les esprits ont à vous dire, par méconnaissance des entités, par peur de l'intrusion de ce monde invisible dans votre vie et/ou par doute de votre capacité à gérer une clairaudience. Les acouphènes sont des bourdonnements parasites qui sont particulièrement douloureux à vivre au quotidien. **Ils peuvent être le signe que vous avez mis en place un système de protection vis-à-vis de ces perceptions.** Pour le savoir, demandez à votre pendule.

Témoignage

Sandra, 47 ans :

« J'ai appris à donner des instructions aux esprits pour n'entendre que les choses positives »

« J'ai longtemps souffert d'acouphènes, pendant des années. J'ai consulté de nombreux spécialistes et appris à vivre plus ou moins bien avec. La vie peut vite devenir infernale. Puis, un jour, alors que je suis allée à l'enterrement d'une amie proche, que j'aimais beaucoup, j'ai entendu sa voix. D'abord je n'y ai pas cru ! Je pensais que je me rappelais des moments du passé. Mais non ! Elle me demandait de dire à son mari de refaire sa vie, de ne pas rester seul et qu'il allait aimer à nouveau. Cette expérience m'a bouleversée, d'autant qu'après cela, j'entendais des sons étrangers, des mots, des sanglots. J'ai appris à donner des instructions aux esprits pour n'entendre que les choses positives qui émanent des esprits supérieurs. Grâce à cette convention, j'arrive à les faire cohabiter dans ma vie. »

DES RÉSULTATS RÉELS, MAIS DES PRÉCAUTIONS À NE PAS NÉGLIGER

L'intervention du monde spirite lors des soins permet d'agir sur des plans beaucoup plus larges que le seul rééquilibrage des corps énergétiques : la guérison se fait aussi sur un plan spirituel, ce qui permet d'obtenir des **résultats plus rapides mais aussi plus durables**.

Rares sont les chercheurs qui s'intéressent aux guérisons obtenues grâce aux soins spirites. Lorsque c'est le cas, des résultats exceptionnels sont pourtant mis en évidence. Ainsi, le canadien Lee Pulos, docteur en psychologie, a évalué les soins spirites du guérisseur philippin Alex Orbito sur des personnes en phase terminale de cancer. 60 % d'entre elles ont continué à vivre pendant cinq ans, ce qui est clairement un constat de guérison au regard des standards de la médecine conventionnelle.

Un neurologue néerlandais, le Dr Jan Van Hemert, fondateur de la première université européenne de médecine holistique, a lui aussi étudié les dossiers médicaux des patients du même guérisseur, concluant à un énorme taux de succès sur tous les types de maladies lourdes, y compris les cancers.

Enfin, le médecin et homéopathe allemand Sigrid Seutemann a étudié le cas de 984 personnes pendant les six mois qui ont suivi leur intervention de soins spirites, avec un taux de guérison de 90 %[11].

Quelques précautions à respecter

Il s'agit de **respecter les mêmes précautions en termes de protection que pour le soin énergétique « strict »** (voir « La protection, partie intégrante du protocole », p. 105). En vérité, en travaillant avec le

11. Dr Jan Van Hemert, rapport scientifique, « Spiritual Healing of rev. Alex Orbito », 2004.

monde spirite, vous serez davantage protégé par les entités supérieures auxquelles vous allez faire appel. Comme pour le magnétisme, la seule limite réelle, c'est vous-même ! Vous allez attirer à vous les bons esprits en rapport avec le bien que vous souhaitez apporter à autrui.

Nous sommes sans cesse entourés d'une myriade d'esprits de toutes sortes. Ceux qui vont se rapprocher de vous sont ceux qui verront à travers vos actions un moyen de nourrir leurs énergies propres : soit nourrir leurs propres souffrances, soit nourrir leur mandat de sainteté.

En résumé, **vous attirez les esprits qui reflètent vos désirs**. Soyez donc tranquille : si votre aspiration profonde est de soulager vos proches et la souffrance d'autrui avec une intention pure, vous avez bien peu de chance d'attirer à vous des esprits inférieurs ! A fortiori si vous utilisez la prière, extraordinaire moyen d'éloigner les mauvais esprits.

Globalement, vous allez devoir **affiner votre ressenti, l'écouter, lui faire confiance**. On sent très vite si une entité est bonne ou négative. Si elle est néfaste, demandez-lui de partir : aucune entité ne peut rester si vous exigez d'un ton ferme qu'elle parte.

COMMENT SAVOIR SI JE TRAVAILLE AVEC UNE ENTITÉ SUPÉRIEURE ?

Vous allez vite vous en rendre compte, car vous serez amené à faire des choses que vous ne savez pas faire en temps normal et pour lesquelles vous n'avez pas spécialement de connaissances. Vous allez parler et comprendre des langues qui vous sont inconnues, réciter des prières que vous ne connaissiez pas, accomplir des gestes sans savoir pourquoi, juste parce que cela s'impose.

Parfois, les entités vous demanderont de dire certaines choses à la personne soignée pour qu'elle prenne conscience d'informations qui l'aideront à accomplir sa guérison ou à se libérer de schémas récurrents. Vous direz intuitivement certaines choses qui viendront comme par hasard rencontrer exactement la problématique actuelle de la personne, de sa lignée ou ses aspirations profondes.

COMMENT TRAVAILLER AVEC L'AIDE DU MONDE SPIRITE ?

Ne croyez pas que cette pratique soit réservée à quelques élus : vous êtes nombreux à recevoir au quotidien des messages des entités spirites. La médiumnité n'est qu'une sensibilité affinée au monde invisible. **À vous de l'exercer, de l'entraîner, tout en maintenant le plus possible des pensées et des sentiments purs.**

Entraînez votre perception médiumnique

Voici 3 exercices pour travailler votre perception :

- **Devinez la couleur :** demandez à un(e) ami(e) ou un membre de votre famille de penser très fort à une couleur. Fermez les yeux un instant pour faire silence en vous et être plus sensible à votre ressenti. Puis, rouvrez-les tout en vous connectant à votre ami(e) et à sa pensée, en essayant de ressentir ce qui ne se voit pas. Sans forcer, vous verrez apparaître dans votre tête une couleur.

À NOTER

Si vous n'y arrivez pas, refaites l'exercice après avoir fait une méditation : cela aide à lâcher prise et à s'ouvrir au monde invisible.

- **Identifiez des images :** il vous suffit pour cela de placer des photos de certains lieux ou des images représentant des symboles dans des enveloppes opaques. Faites en sorte de ne pas être dérangé. Faites silence en vous-même, recueillez-vous quelques instants à l'intérieur de vous, puis posez-vous la question : quelle est le lieu ou le symbole qui se trouve dans telle enveloppe ? Il peut être plus facile de fermer les yeux et de mettre votre main sur l'enveloppe afin d'en ressentir les vibrations.

- **Partez à la chasse aux informations dans vos rêves :** vous avez probablement une situation personnelle au sujet de laquelle vous vous interrogez. Vous ne savez pas si vous devez déménager, vous associer, ou simplement changer votre enfant d'école. Avant de vous coucher, demandez aux esprits supérieurs de vous donner en rêve une vision dont vous vous souviendrez à votre réveil et qui apportera un élément de réponse pour vous aider. Cela réactive une ouverture de l'inconscient qui a peut-être été fermée au fil du temps. Enfant, votre inconscient est branché sur le monde invisible. Il vous envoie des signaux pendant les rêves. Mais si vous n'avez jamais écouté les messages, votre inconscient a simplement arrêté de vous les envoyer, comme on arrête d'écrire à quelqu'un qui ne lit jamais nos courriers.

Pratique de la méditation : soyez assidu !

Une pratique quotidienne de la méditation rend aux esprits la tâche plus facile pour vous assister, car **il leur devient plus aisé de pénétrer votre**

corps spirituel. Au travers de la méditation, ce dernier se charge en énergie : il devient plus subtil, plus brillant, et votre communication avec le monde invisible s'opère. **Votre conscience s'ouvre pour mieux recevoir.**

Créez une atmosphère favorable pour maintenir de hautes vibrations

Les esprits supérieurs sont d'un niveau vibratoire très élevé. Il ne leur est possible de vous seconder que si vous baignez vous-même dans un champ de forces suffisamment lumineux. Suivez mes quelques conseils pratiques pour attirer l'aide du monde spirite :

- **Purifiez très régulièrement vos espaces :** utilisez de la résine de benjoin ou d'oliban pour éliminer très fréquemment le négatif de votre lieu de vie ou de travail, et éloigner également les mauvais esprits.

- **Entourez-vous de quelques icônes :** des représentations d'anges, de saints guérisseurs, une statue de Bouddha ou des êtres auxquels vous allez régulièrement demander de l'aide. De ces représentations se dégage un puissant champ d'énergie qui appelle une vibration analogue.

- **Ayez sur vous un symbole, un talisman spirite :** cela désigne un objet dont la forme et l'inscription sont reconnues par les plans spirites. Les symboles sont un puissant moyen de communication entre les mondes visibles et invisibles, tout comme certains sons. (Voir nos conseils sur les talismans et leurs symboles, p. 109.)

- **Écoutez des chants sacrés :** qu'ils soient tibétains, indiens, amérindiens…

- **Utilisez des fragrances sacrées :** certains encens et huiles essentielles libèrent des odeurs, des vibrations qui appellent la joie, le bien-être, la paix, et qui peuvent même attirer les anges et les guides spirituels ! Par exemple, la demande d'aide et de protection de Marie peut être soutenue par une huile essentielle de rose de qualité, comme la rose de Damas. L'huile essentielle d'angélique facilite la connexion avec l'ange gardien tout en décuplant la force intérieure. L'huile essentielle de bois de santal facilite la méditation, la perception sensible et soutient une énergie de guérison ; celle de jasmin attire les bons esprits ; celle de ciste favorise la détermination et la volonté. (Voir, p. 195, notre avertissement sur l'usage des huiles essentielles.)

- **Demandez de l'aide :** sollicitez sans crainte le monde spirite, demandez-lui de vous aider, d'être à vos côtés. Vous assister fait partie de sa mission. Vous pouvez formuler votre demande ainsi : « Chers esprits supérieurs, merci de m'assister durant le soin énergétique que je vais prodiguer à [prénom nom de la personne]. Guidez-moi. Faites que j'agisse selon son intérêt. »

COMMENT UTILISER LE PENDULE SPIRITE ?

Un pendule spirite est un **pendule qui vous sert exclusivement à poser des questions aux esprits supérieurs**. (Voir nos conseils p. 53 pour le choix de votre pendule.)

Voici le protocole précis pour l'usage du pendule spirite :

- **Soyez énergétiquement propre :** vous allez recevoir un invité de marque, un guide, un maître, un être très évolué. Vous devez donc veiller à être correctement lavé. Idéalement, prenez une douche, sinon lavez-vous les mains jusqu'aux coudes. Allumez une bougie blanche et, si possible, ayez à côté de vous une coupelle avec un peu de sel (que vous jetterez ensuite dans les toilettes).

- Si vous êtes assis, veillez à **ne pas mettre le pendule au-dessus de quoi que ce soit** (écrit, agenda, nourriture, etc.).

- Posez les questions suivantes à votre pendule :

  → « Qu'est-ce qu'un oui ? Merci, stop. » Puis : « Qu'est-ce qu'un non ? Merci, stop. » Cela permet de vérifier le mouvement et la convention correspondant au pendule.

  → « Es-tu quelqu'un de bien ? » Si votre pendule dit « oui », répondez juste : « Merci. Stop. », et sautez l'étape ci-dessous.

  → Si votre pendule répond « non », prononcez d'une voix ferme et déterminée : « Je te demande de partir. »

- Si votre pendule a répondu « oui » à la dernière question, il reste encore une petite investigation à mener avant de pouvoir poser vos questions. Vous allez donc demander : « Est-ce que quelque chose me gêne ? ». Si la réponse est « oui », vous allez devoir approfondir :

  → « Est-ce quelque chose de physique ? »

  → « Est-ce quelque chose que je porte sur moi (chouchou, boucles d'oreilles, etc.) ? »

  → « Est-ce quelque chose de physiologique ? »

  → « Est-ce autour de moi ? »

  → « Est-ce une entité négative ? »

  → « Peux-tu la faire partir ? »

  → « Dois-je demander à un ange de la faire partir ? »

Si le pendule ne répond pas, n'insistez pas ; recommencez simplement le protocole.

Quand le pendule vous répond que quelque chose vous gêne, **vous devrez d'abord régler ce problème avant de consulter**. Il peut simplement s'agir de retirer une écharpe que vous portez, de vous installer dans une autre pièce ou de combler une petite carence en fer (ce qui prendra quelques jours).

Lorsque vous posez vos questions au sujet des consultants que vous allez soigner, posez toujours au préalable la question suivante : « Ai-je l'autorisation de poser des questions sur cette personne ? »

À la fin de la consultation, dites au revoir à votre pendule et embrassez-le tendrement avec amour et gratitude.

Quand l'utiliser ?

Vous pouvez d'abord l'utiliser pour vous afin d'identifier les meilleurs moyens de purifier votre cabinet ou d'avoir une maison équilibrée sur le plan énergétique.

Ayez ensuite recours au pendule spirite pour savoir si vous devez procéder à une prière de dégagement sur une personne, pour déterminer l'origine de sa maladie, ce qui fait obstacle à sa guérison ou toute autre demande **ayant pour objet de l'aider à avancer sur son chemin**.

SAVOIR POSER LES BONNES QUESTIONS

Si vous demandez, par exemple, s'il est envisageable pour la personne de consulter un chirurgien, vous recevrez forcément un « oui », puisqu'elle en a nécessairement la possibilité. Quant à savoir si cela est dans son intérêt, la question doit être posée différemment pour obtenir une réponse pertinente. Voici donc une formulation de question qui vous sera très utile : « Est-ce dans l'intérêt de [prénom nom de la personne] de faire ceci ou cela ? »

RÔLE ET USAGES DE LA PRIÈRE

« ***La prière est la forme la plus puissante de l'énergie créatrice.*** »

Dr Alexis Carrel, prix Nobel de médecine, 1912

La prière est le **langage le plus direct, le plus universel pour communiquer avec le monde spirite**, mais aussi pour agir au travers du monde spirite.

La prière spirite est indépendante de toute obédience religieuse. Elle traduit des formulations transmises par les esprits supérieurs qui utilisent les mots et décrivent les actions appropriées en vue d'obtenir un résultat efficace avec l'aide du monde spirite.

Elle remplit plusieurs rôles pour le médium magnétiseur :

- Elle lui **donne de la force, de la confiance**.
- Elle le **protège des entités inférieures** par la connexion avec les esprits supérieurs.
- Elle **permet l'assistance du monde spirite** dans sa pratique quotidienne, son perfectionnement et dans sa vie.

- Elle **rend possible une action de guérison** en élevant l'âme au divin.

- Elle est, avec la méditation, le **meilleur moyen d'élévation spirituelle**.

- Elle nourrit deux valeurs essentielles : **l'humilité et la reconnaissance**. La prière permet de prendre conscience des actions qui sont réalisées pour nous par des puissances supérieures et d'en être reconnaissant.

Ne cherchez pas forcément à connaître une prière pour chaque maladie. Demandez plutôt l'assistance des esprits supérieurs pour vous aider à la soulager, ici et maintenant.

> ☛ **LE CONSEIL**
>
> Votre prière commence par une pensée que vous émettez, que vous formulez. Pour lui donner de la puissance, placez votre conscience dans votre cœur au moment de la prononcer et nourrissez ainsi cette pensée de l'énergie que vous y puiserez.

La prière en pratique

Voici quelques prières qui vous aideront, dans votre pratique quotidienne, à recevoir de l'assistance des plans supérieurs. Soyez sûr que **votre désir sincère de recevoir de l'aide suffit à appeler des guides auprès de vous**. Essayez juste de ne pas attendre de signe ou de manifestation particulière.

PRIÈRE À FAIRE AVANT LE SOIN

« Père, Mère, Source Divine, purifie les corps et l'esprit de [prénom nom de la personne] de toute impureté matérielle ou immatérielle. Je vous demande votre assistance afin de lui envoyer, par mon intermédiaire, les forces curatives de l'univers et de réveiller les forces créatrices et constructives qui sont en cette personne, pour maintenant. Je vous remercie de votre aide. »

Ou encore :
« Faites, Seigneur, que par la puissance de votre pouvoir, vous vous serviez de l'instrument que je suis à seule fin de soulager et d'apaiser. »

PRIÈRE À FAIRE APRÈS LE SOIN

« Je te remercie, ô mon Dieu, de m'avoir permis d'être utile à mon prochain. Fais que je reporte à Toi seul le mérite du succès que je pourrais obtenir et que mon action serve à l'avancement moral de mes frères. Que les bons esprits entourent ce malade de leurs bons fluides et continuent leur œuvre bienfaisante afin de hâter l'amélioration de son état. Permets aussi à mon Guide spirituel de me débarrasser des fluides impurs qui pourraient altérer ma santé et interrompre la tâche humanitaire que je me suis assignée. »

Lorsque vous interviendrez sur une personne, il se peut que vous dérangiez des esprits inférieurs qui lui sont accrochés. Dans votre protocole de soin, demandez à votre pendule s'il est utile de procéder à un dégagement des entités, auquel cas vous utiliserez les prières adéquates. Vous pouvez aussi appeler directement certains esprits supérieurs pour qu'ils libèrent la personne des entités qui semblent résister à votre intervention.

Comment trouver les bons mots ?

Vous pouvez tout à fait **demander à être assisté pour avoir les paroles justes**, par exemple :

PRIÈRE

« Esprits supérieurs, qui daignez m'assister dans mon travail, inspirez-moi les paroles salutaires qui indiqueront au malade la voie à suivre et le moyen d'écarter l'épreuve qui l'accable. »

LE SAVIEZ-VOUS ?

Il est aujourd'hui prouvé que les personnes qui prient régulièrement sont en meilleure santé. La prière prévient l'apparition de maladies et aide à la guérison chez ceux qui en sont atteints. La compilation de plus de 1 500 études médicales sur le sujet permet aujourd'hui de l'affirmer. Un exemple ? Prier régulièrement permet de réduire de 50 % les risques de développer une maladie d'Alzheimer[12].

12. Rivka Inzelberg *et al.*, « Prayer at Midlife is Associated with Reduced Risk of Cognitive Decline in Arabic Women », *Current Alzheimer Research*, 2013, vol. 10, nº 3, pp. 340-346.

CHAPITRE 5

LA PRATIQUE À DISTANCE

Le propre de l'énergie est d'être mobile, de voyager. L'énergie solaire parvient jusqu'à nous, l'énergie tellurique en provenance du centre de la Terre aussi.

Il n'est donc pas plus difficile d'appliquer l'énergie universelle sur une personne à distance que sur une personne présente physiquement. Par certains côtés, cela peut même être plus facile !

COMMENT FONCTIONNE LE MAGNÉTISME À DISTANCE ?

À distance, **vous n'êtes pas parasité par ce qui est apparent dans les énergies de la personne**. Il arrive en effet qu'une contrariété émotionnelle « superficielle » puisse cacher un mal moins visible, plus profond et plus important à traiter. Le soin à distance vous affranchit donc des interactions qui surviennent inévitablement lorsque vous êtes en face-à-face.

Avec un peu d'habitude, vous parviendrez à mieux percevoir les blocages installés dans les corps énergétiques, d'autant que rien ne viendra vous déranger dans vos applications lorsque vous pratiquerez à distance. Vous pourrez alors exercer dans les meilleures conditions possibles, sans compter que vous ne serez pas sous la pression que peut exercer le consultant dans l'attente d'un résultat imminent.

En outre, le travail énergétique à distance présente un autre avantage : il permet aux personnes à mobilité réduite ou aux personnes âgées de bénéficier de soins tout en restant dans leur environnement de vie.

Témoignage

Margot, 34 ans :
« J'ai vu la personne se relever et marcher. C'est ce qui s'est passé une semaine après. »

« Alors que je débutais en magnétisme, j'ai obtenu mon premier succès à distance. C'était un zona, une affection particulièrement douloureuse et difficile à soulager. La personne ne pouvait pas se déplacer, j'ai donc fait mon premier soin à distance un peu contrainte par les conditions. J'ai retiré énormément de feu, la séance a duré longtemps. J'ai complété par une prière de conjuration du zona et lors de cette séance j'ai eu mon premier "flash" : j'ai vu la personne se relever et marcher. C'est ce qui s'est passé une semaine après. »

Votre pensée est suffisante pour créer le lien avec la personne à magnétiser. Votre énergie se dirigera naturellement au point de focus de votre pensée. Là encore, l'effet sera d'autant plus puissant que vous bénéficierez d'une assistance spirituelle, autrement dit lorsque vous demanderez à vos guides spirites de vous aider (voir chapitre 4, p. 155).

LES SOINS À DISTANCE, PARTICULIÈREMENT RECOMMANDÉS POUR LES BRÛLURES

Il a été prouvé que les soins à distance étaient très efficaces pour soigner des brûlures[13]. Pour des brûlures au premier degré, le soin à distance fait complètement disparaître la douleur en l'espace d'une heure. Pour les brûlures au second degré, la douleur disparaît en un jour et demi contre les quatre semaines habituellement observées sans traitement énergétique.

Étudiés pour leur action sur les maladies chroniques, les soins à distance ont également fait la preuve de leur efficacité pour améliorer la qualité de vie des malades[14].

QUELS MOYENS VOUS FAUT-IL : PHOTO, OBJET, AUTORISATION ?

Il est utile de disposer d'une **photographie récente et en entier** de la personne que vous souhaitez magnétiser, mais il est également possible de **magnétiser en visualisant la personne**. Il est tout de même préférable que vous l'ayez rencontrée ou que vous ayez sa photo pour faciliter le processus de visualisation.

Il vous faut son **nom**, son **prénom**, sa **date de naissance**, son **lieu de vie** ainsi que sa **demande**. Évidemment, vous devrez avoir l'**autorisation verbale ou écrite** de la personne pour intervenir. Comme dans le cas

13. Dr Jan Van Hemert, « Retrospective Studies into the Effectiveness of the Treatment of Burns through Distance Healing ».

14. Harald Wiesendanger *et al.*, *The Journal of Alternative and Complementary Medicine*, juillet 2004, vol. 7, n° 1, pp. 45-51.

d'une séance en présentiel, vous utiliserez votre pendule pour demander l'autorisation de son âme.

Vous pouvez faire, avec la photo ou la visualisation, à peu près autant de soins que sur la personne en face de vous.

PROTÉGEZ VOS PROPRES PHOTOS

Prenez conscience de tout ce qu'il est possible de faire à partir de la photographie de quelqu'un. Aussi, je vous assure que vous devriez protéger les photos de vous que vous diffusez sur Internet. Certaines personnes peuvent être amenées à entreprendre des actions malintentionnées. Vos images devraient être protégées par une prière contre toute utilisation malveillante, mais aussi simplement contre les énergies destructrices de toutes sortes comme la jalousie.

Par exemple, lorsque vous choisissez une photo à diffuser, imprimez-la et inscrivez cette prière au dos : « Toute pensée, acte, parole ou geste émis contre moi par qui que ce soit retourne à son expéditeur, en amour inconditionnel. »

Vous pouvez également utiliser ce symbole, le pentacle du Fils, en protection contre les ennemis, les calomnies, les attaques, etc.

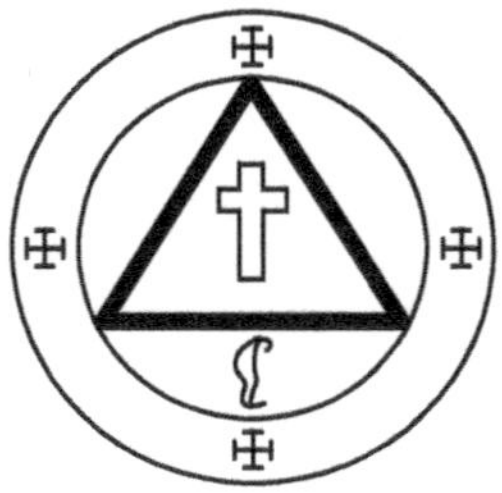

III. Le Fils

COMMENT PROCÉDER À DISTANCE ?

À distance comme en présentiel, **le même protocole doit être respecté** : ancrage, protection, demande d'aide, mesure du niveau vibratoire, etc. Demandez l'**assistance des êtres supérieurs** dans lesquels vous croyez : vos guides, vos anges, la Source divine, les maîtres ascensionnés, les Forces de lumière…

Je vous ai déjà présenté cette prière :

PRIÈRE

« Père, Mère, Source Divine, purifie ses corps et son esprit de toute impureté matérielle ou immatérielle. Je vous demande votre assistance afin d'envoyer à [prénom nom de la personne], par mon intermédiaire, les forces curatives de l'univers et de réveiller les forces créatrices et constructives qui sont en cette personne, pour maintenant. Je vous remercie de votre aide. »

Vous pouvez élaborer la vôtre et l'adjoindre à d'autres prières spécifiques ou à certains soins, selon la nature de la demande.

LE CONSEIL

Vous pouvez envoyer à la personne traitée à distance du coton magnétisé (voir p. 79) pour poursuivre l'action de soin sur la zone qui le nécessite.

EXERCICE DE 1ER NIVEAU : REVITALISEZ UNE PERSONNE DE VOTRE ENTOURAGE GRÂCE À UNE PHOTO

Pour cet exercice, procurez-vous une photo récente d'un ami ou d'un membre de votre famille proche qui se sent fatigué ou qui va passer un entretien décisif et qui a besoin d'être plus en forme. Inscrivez au dos son nom, son prénom, sa date de naissance et son lieu de vie.

Prenez simplement la photo entre vos mains et envoyez-lui une énergie en vous concentrant sur le résultat à obtenir, c'est-à-dire sa demande réalisée : être libéré d'un mal de tête ou d'une angoisse, être renforcé dans son système immunitaire, etc. Vous pouvez visualiser l'énergie de guérison qui entre par son chakra coronal. Cette lumière envahit petit à petit son corps tout entier. Voyez-la éliminer par les pieds tout ce qui est vicié, terne, et visualisez la lumière augmenter d'intensité.

Lorsque vous ne sentirez plus rien au niveau des mains, la séance sera terminée.

Quand vous envoyez une énergie de guérison à une personne, soyez sûr que **l'énergie va aller là où le besoin se fait le plus sentir**, même si vous englobez la totalité de sa photo dans vos mains. Ne minimisez pas la puissance et l'intelligence de la lumière que vous envoyez. Les premières fois, il vous faudra peut-être réitérer l'opération plusieurs jours de suite mais, avec l'accroissement de votre puissance magnétique, de moins en moins de temps vous sera nécessaire.

EXERCICE DE 2d NIVEAU : SOIN COMPLET SUR PHOTO

Vous allez procéder au soin comme lors d'un rendez-vous en face-à-face. Utilisez une photo agrandie au format A3 et posez-la sur une table devant vous. Il peut tout simplement s'agir d'une image imprimée sur une feuille.

Reproduisez les gestes que vous feriez au cabinet, directement sur la photo : faites des passes à grand courant sur la photo pour retirer le négatif, « scannez » les corps et, lorsque vous passerez vos mains au-dessus de la photo, elles s'arrêteront sur les zones qui souffrent de disharmonie, de blocage ou qui ont besoin d'être revitalisées.

Si vous avez repéré un certain nombre d'endroits dont vous n'êtes pas très sûr, vous pouvez avoir recours au pendule pour déterminer le point d'entrée le plus efficace de l'énergie pour magnétiser. Au besoin, confirmez votre ressenti par le pendule avec ces questions :

- « Sur cette zone, est-ce dans l'intérêt de [prénom nom de la personne] de retirer de l'énergie stagnante ou négative ? »

- « Sur cette zone, est-ce dans l'intérêt de [prénom nom de la personne] d'apporter de l'énergie vitale ? »

S'il vous semble compliqué d'agir avec précision sur un organe difficile d'accès, comme la vésicule ou le pancréas, vous pouvez demander au pendule de soin (cristal de roche ou pendule égyptien) de retirer l'énergie (circonvolution à gauche) ou d'en appliquer (circonvolution à droite). Le pendule peut en effet se substituer à votre main.

→

Pensez à équilibrer les chakras avant de terminer votre soin. Comme vous l'avez déjà fait sur dessin (voir « Tester et réactiver ses chakras grâce au pendule », p. 60), vous pouvez tester chaque chakra au pendule, en commençant toujours par le chakra racine.

Disposer des cristaux sur une photo est également extrêmement puissant ; assurez-vous qu'ils sont bien nettoyés.

Clôturez la séance sur la photo comme vous le feriez directement sur la personne. N'oubliez pas de remercier vos guides, vos anges, la Source divine pour l'aide qu'ils vous ont apportée.

À ne surtout pas oublier : après votre soin, vous devrez bien nettoyer le pendule. Si c'est un pendule égyptien en bois, laissez-le dans un bol de gros sel pendant une nuit. Si c'est du cristal de roche, placez-le dans un bol d'eau légèrement salée pendant 4 heures et rincez-le sous l'eau froide. Vous pouvez aussi le nettoyer à l'encens oliban. (Voir également nos conseils de nettoyage p. 55.)

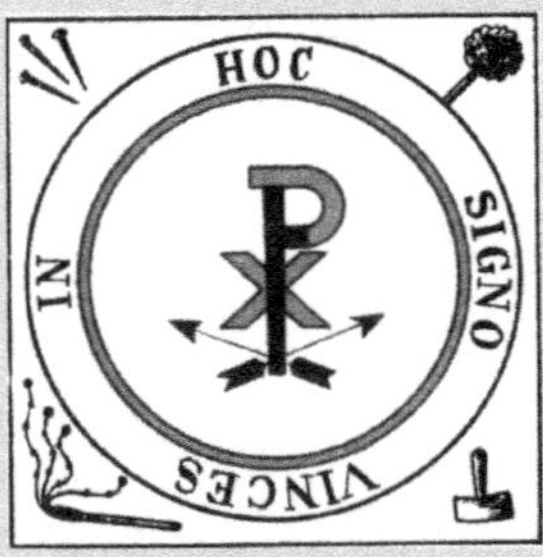

☛ LE CONSEIL

Voilà un soin global que vous pouvez aussi vous prodiguer à vous-même : pendant une semaine, disposez au dos de la photo de la personne soignée le pentacle de santé, qui porte la mention « *in hoc signo vinces* » (qui signifie : « avec ce signe, tu vaincras »).

Que faire des photos après les soins ?

Selon le nombre de soins, vous allez probablement accumuler plusieurs photos rapidement. Fixez une date régulière pour vous en séparer. Rassemblez-les toutes et purifiez-les l'une après l'autre en les passant au-dessus d'un charbon d'encens benjoin, par exemple en les tenant avec une pince à linge.

Jetez-les ensuite dans un sac-poubelle noir que vous irez déposer dans une benne à ordures dès que vous l'aurez fermé. **Ne gardez pas ce sac chez vous, pas même pendant une heure.**

Soin complet en visualisation

C'est très simple, en réalité : vous allez procéder au soin **en imaginant que vous avez la personne en face de vous**, debout ou allongée. Visualisez-vous en train de réaliser le soin ou, si cela est plus facile pour vous, imaginez que la personne est sur votre table de soin et faites vos gestes, posez vos mains sur les zones concernées exactement comme si elle était là. Cela demande un **bon entraînement de la capacité de visualisation**, que chacun d'entre vous peut atteindre (voir nos conseils p. 133 pour augmenter vos capacités de visualisation ; méditer régulièrement vous y aidera également).

N'oubliez pas que vous pouvez toujours procéder à une vérification par le pendule.

SI VOUS SOUHAITEZ PLUS D'AIDE…

L'archange Raphaël est un puissant guérisseur qui assiste tous ceux qui soignent, à leur demande. Il assure en quelque sorte le lien entre la source cosmique de vie et la guérison des corps physiques. N'hésitez pas à faire appel à lui pour les soins à distance :

→

- **Par la prière** : « Archange Raphaël, j'ai besoin que tu rendes visite à [prénom nom de la personne] qui est atteint de [donner le nom du mal]. Je te demande de l'envelopper de ta lumière divine de guérison. Merci d'intervenir maintenant où que cette personne se trouve afin que son mal disparaisse dans toutes les directions du temps. Amen. »

- **Par les cristaux** : vous pouvez programmer une pierre de malachite avec son énergie de guérison de la même manière que vous avez programmé votre quartz rose pour la guérison émotionnelle (voir « Se libérer d'une blessure émotionnelle », p. 114).

- **Par la canalisation** : appelez l'énergie de guérison de l'archange, demandez à la recevoir pour la transmettre à la personne qui en a besoin. Pour ce faire, connectez-vous par la pensée à la personne à soigner. Demandez à l'archange Raphaël de vous aider à canaliser son énergie de guérison vert émeraude afin de guérir.

  Visualisez un rayon de lumière vert brillant qui entre par le sommet de votre crâne, descend le long de votre colonne vertébrale, passe par votre cœur, vos mains, et se transmet à la personne. Voyez-la se remplir de lumière verte, voyez cette lumière dissoudre le mal, décrocher toutes les matières indésirables et restaurer la libre circulation de l'énergie. À nouveau, votre transmission sera d'autant plus efficace que vous enverrez l'énergie depuis votre cœur, dans l'intention pure d'aider par amour pour la vie, pour le bien et le progrès de la personne.

  À la fin de la séance, remerciez pour leur aide l'archange Raphaël et les anges de guérison.

COMMENT S'ASSURER QUE CELA FONCTIONNE BIEN ?

Ayez conscience que **le soin à distance est tout aussi efficace que lorsqu'il est réalisé en face-à-face**. Il n'y a donc aucun changement par rapport à une intervention en présentiel.

En premier lieu, mesurez au pendule, comme en présentiel, le niveau vibratoire de la personne après votre soin.

Demandez à la personne de vous faire un retour quelques jours après votre soin afin de savoir si vous devez réitérer les applications. Vous pouvez aussi demander à votre pendule spirite si la personne a besoin d'autre chose pour guérir. À vous de juger les informations que vous pouvez transmettre à la personne.

Sachez bien que **l'efficacité du soin dépend au final de la démarche intérieure de la personne** : de son propre cheminement avec la maladie et de sa confiance dans la possibilité d'être guérie.

LE SAVIEZ-VOUS ?

La guérison dite « miraculeuse » de l'Église n'est rien d'autre qu'une guérison à distance depuis le cœur de la Source divine par action directe d'un plasma divin, l'énergie de vie dans sa forme la plus concentrée. Le Dr Patrick Theillier a assisté chaque semaine à ces guérisons instantanées pendant les onze années durant lesquelles il était médecin au bureau médical des sanctuaires de Lourdes, chargé d'authentifier les guérisons inexpliquées selon des critères précis.

CHAPITRE 6

S'AUTO-MAGNÉTISER, C'EST POSSIBLE !

De la même manière que vous puisez dans l'énergie universelle pour la transmettre à une tierce personne, vous pouvez vous l'adresser à vous-même selon les mêmes protocoles, exception faite des zones qui vous sont inaccessibles comme la colonne vertébrale. Pourtant, même dans ce cas, vous pouvez vous auto-magnétiser grâce à des procédés que nous avons déjà vus, comme l'action sur photographie.

Voyons comment procéder pour profiter vous aussi des bienfaits du magnétisme.

SOIGNEZ-VOUS COMME VOUS SOIGNEZ LES AUTRES

Au travers des exercices que vous avez réalisés dans les chapitres précédents, vous avez déjà acquis certaines pratiques d'auto-magnétisation. Par exemple, **vous savez équilibrer vos chakras**, que ce soit grâce à des pierres ou en travaillant sur votre photo avec le pendule, les pierres et le sel (voir « Tester et réactiver ses chakras grâce au pendule », p. 60).

Vous savez également **vous redonner de l'énergie en magnétisant votre photo** (voir « Recharger ses batteries », p. 116). Plus largement, vous pouvez utiliser ce cliché pour vous prodiguer un soin complet.

☛ LE CONSEIL

Traitez votre colonne vertébrale grâce à une photo de vous, de dos.

Quand on agit pour soi, on oublie parfois les principes de base. **Faites pour vous-même ce que vous feriez pour la personne que vous aimez le plus au monde** : traitez-vous comme si vous traitiez votre meilleur ami. Ancrez-vous. Connectez-vous à l'énergie universelle pour vous transmettre ce qui vient de la Source. Ayez la même qualité d'intention et de confiance dans votre propre pouvoir de vous auto-guérir.

Vous pouvez également **vous aider de votre pendule spirite pour connaître la cause de vos problèmes**. En la matière, il est important que ce soit le pendule spirite qui vous réponde, sinon vous risqueriez d'induire des réponses faussées par vos souhaits ou vos craintes inconscientes.

SERVEZ-VOUS DES APPLICATIONS !

Toutes les applications vous permettent d'agir plus largement que sur la seule zone traitée grâce aux réseaux énergétiques du corps humain. Ainsi, voici quelques exemples d'endroits à magnétiser par applications :

- Les genoux : pour renforcer votre lien entre votre âme et votre personnalité humaine et vous libérer de certaines peurs.
- Les oreilles, le foie et les pieds : pour agir par résonance sur tout l'organisme.
- Les chevilles : pour renforcer votre équilibre dans la vie.

- Les aisselles : pour stimuler le système immunitaire, lâcher prise et évoluer.
- Le ventre : les deux mains sur le bas-ventre pour former la lettre V, en partant de la base du sexe jusqu'aux hanches, pour redonner confiance et vitalité.
- La voûte plantaire : pour améliorer votre système digestif, urinaire et génital.

AIDEZ-VOUS DES SUPPORTS DE GUÉRISON

Vous pouvez aisément **magnétiser le coton, l'argile et les pierres** (voir « Développez votre magnétisme par l'expérimentation », p. 75, et l'encadré « Si vous souhaitez plus d'aide… », p. 179) pour les mettre sur des zones qui ne sont pas accessibles facilement ou accompagner et poursuivre votre soin énergétique.

L'eau est également un excellent support de guérison, en témoigne toute l'histoire des fontaines guérisseuses ! Rien ne vous empêche aujourd'hui de magnétiser de l'eau et de demander l'aide des esprits supérieurs pour en faire une « eau miraculeuse » de guérison. Soyez juste précis dans votre intention et dans votre demande, par exemple :

> « J'informe cette eau de mon intention d'amour et lui demande d'agir pour ma guérison. »

Pour une demande très précise, vous pouvez la formuler ainsi :

> « J'informe cette eau de mon intention d'amour et lui demande d'agir pour que mon sommeil soit profond et réparateur. »

Voici une dernière formulation pour vous guider :

> « Dieu, Père, Mère, je te demande d'imprégner cette eau de ton énergie de guérison afin qu'elle devienne la médecine qui dissipe tous mes maux. Merci. »

RESPIREZ POUR ACTIVER VOTRE FORCE D'AUTO-GUÉRISON

Le soin énergétique passe au travers de l'air, de la conscience, de la lumière et des intermédiaires. **Vos cellules captent les ondes magnétiques de guérison de toutes les manières.** Les possibilités qui s'offrent à vous sont donc très nombreuses. En agissant sur vos **pensées**, vos **émotions**, en **respirant**, vous faites du magnétisme sur vos cellules et vous prenez le contrôle sur votre propre champ électromagnétique.

Prenons l'exemple de la respiration.

EXERCICE : RESPIREZ LA SANTÉ !

- Inspirez lentement (durant 3 ou 4 secondes) et imaginez-vous bien absorber la Force de l'univers, la lumière, l'amour et la santé en vous disant : « J'absorbe consciemment cette force et me l'approprie. »

- Maintenez l'air dans vos poumons durant 3 ou 4 secondes en vous concentrant sur vos ressentis, et prononcez cette phrase en votre for intérieur : « Je fixe cette force qui m'appartient. »

• Expirez lentement (durant 3 ou 4 secondes) et prononcez : « J'envoie cette force à [citer l'organe], à mon esprit » ou « Cette force me rend maître de mes pensées, de mes émotions ».

SE PRODIGUER DES SOINS ÉNERGÉTIQUES EN MÉDITATION

En demandant l'aide des esprits supérieurs, vous allez pouvoir bénéficier d'un **soin énergétique sur vous-même beaucoup plus puissant**. Essayez l'exercice qui suit : il pourra non seulement soulager vos douleurs et votre stress, mais aussi vous permettre de demander exactement ce que vous souhaitez.

Prenez donc quelques instants avant de vous lancer dans l'exercice pour réfléchir et noter vos besoins et demandes. Spécifiquement, cette séance est dédiée à votre santé physique, mentale, émotionnelle et spirituelle, d'où l'intérêt d'avoir questionné son pendule avant pour savoir d'où vient le problème.

Quelques exemples de ce que vous pourrez demander :

- Nettoyer et équilibrer mes centres d'énergie.
- Me repolariser sur tous les plans.
- Être réaligné.
- Purifier et entretenir mon aura.
- Être délivré de ma mauvaise habitude de…

- Me voir libéré d'une blessure émotionnelle, d'une souffrance liée à une trahison…
- Consolider, renforcer la connexion à mon âme.

À écrire pour soi, donc, avant de faire le protocole :

Je demande à être :

....

....

....

....

....

Vous pouvez maintenant commencer l'exercice.

EXERCICE : MÉDITATION DE SOIN

- Dites à voix haute : « J'invite Dieu le Père ou la Mère, créateur de tout ce qui est et sera jamais, à se joindre à moi pour cette séance de guérison. J'invite mes maîtres ascensionnés, mes guides, mes anges et personnages religieux préférés, tous ceux qui me sont chers à se joindre à moi pour cette séance de guérison. J'invite la Fraternité de lumière à se joindre à moi pour cette séance de guérison. J'invite mon âme à se joindre à moi et à me guider pendant cette séance de guérison. »

• Dites, toujours à haute voix, la liste de ce que vous souhaitez : « Je demande à être... »

• Précisez le temps que vous avez de disponible pour la séance : un quart d'heure, une demi-heure, une heure...

• Allongez-vous sur le dos, les jambes droites, les bras le long du corps, la colonne vertébrale et la tête bien alignées. Disposez un coussin sous votre tête et un autre sous vos genoux afin que votre corps soit libre de toute tension.

• Ouvrez un peu la mâchoire, penchez la tête à droite, à gauche, puis ramenez-la au centre, en gardant la bouche un peu entrouverte. Détendez chaque muscle de votre corps et portez votre attention sur votre respiration.

• Si vous ressentez des choses au cours de la séance, exprimez-les à voix haute. Cela aidera les êtres de lumière à faire évacuer les blocages.

• Lorsque le temps s'est écoulé, remerciez l'Esprit et tous ceux qui vous ont aidé.

CONCLUSION

Au terme de ce parcours, j'espère que vous avez acquis suffisamment de confiance pour réaliser vos premiers soins énergétiques.

À ce stade, vous ne vous sentez pas encore un magnétiseur accompli, et c'est normal ! Vous le deviendrez simplement par une pratique régulière. Ce que vous avez acquis lors de cette formation a besoin d'être entraîné quotidiennement.

Si vous souhaitez ouvrir votre propre cabinet, n'attendez pas d'être parfait : faites-le dès à présent. Mon expérience de guérisseuse et de formatrice m'a montré que les personnes ne viendront pas à vous par hasard. Tous les individus qui solliciteront votre aide auront perçu dans leur inconscient votre capacité à pouvoir leur apporter ce dont ils ont besoin dans l'instant pour avancer sur le chemin. Soyez donc sûr que la fréquence vibratoire que vous dégagez appelle des situations dont le besoin de guérison correspond pleinement à ce que vous êtes en capacité de donner.

Pour continuer à progresser, plusieurs voies s'offrent à vous. Vous pouvez amplifier votre connexion avec les plans supérieurs ou venir vous former dans mes ateliers. N'hésitez pas non plus, dans quelque temps, à refaire certaines méditations ou exercices de ce livre, y compris ceux de la première partie – lorsque vous atteignez un niveau vibratoire supérieur, vous accédez à un autre niveau de lecture et de compréhension qui libère en vous-même de nouvelles aptitudes.

Soyez curieux et créatif vis-à-vis de votre pratique. Osez adapter vos propres protocoles de soin. Certes, je vous ai donné l'essentiel pour démarrer : des protocoles pour les souffrances les plus courantes que vous allez rencontrer. Je vous ai également transmis un protocole de soin universel que vous pourrez appliquer en toute situation. Mais dans votre pratique quotidienne, vous serez amené à en élaborer par vous-même et à faire preuve de créativité.

Ne soyez pas non plus troublé si des amis ou d'autres magnétiseurs utilisent d'autres techniques. Des approches différentes peuvent conduire aux mêmes résultats. Le conseil que je vous donne est d'introduire toutes les semaines ou tous les mois une nouveauté dans votre pratique, de la tester, et ainsi de garder votre pratique souple et vivante.

Saviez-vous que les miracles obtenus à Lourdes, dont le 70e vient tout juste d'être reconnu, sont en réalité des guérisons instantanées obtenues par l'application d'une dose incroyable d'énergie spirite ? Si vous œuvrez à l'amélioration constante de votre niveau vibratoire, vous pourrez, vous aussi, via l'aide spirite, accomplir de prodigieuses guérisons ! Elles ne seront pas toujours visibles ni même spectaculaires. Parfois, les guérisons les plus profondes se passent dans l'émotionnel, dans l'éclatement de certaines croyances ou dans la prévention de la survenue d'une grave maladie. Sachez voir l'extraordinaire dans l'ordinaire de vos soins énergétiques afin de vous garder à la fois motivé et gratifié.

Vous l'avez vu, j'accorde une importance particulière à la déontologie et à l'élévation de votre état vibratoire. Vos succès et votre propre santé seront d'autant plus constants et solides que vous saurez vous purifier et vous protéger chaque jour. Faites de la méditation votre compagnon intime afin de laisser votre âme guider chaque jour un peu plus vos actions, ouvrir votre cœur et vous accompagner dans cette aventure exaltante de l'énergie.

Enfin, je vous souhaite de trouver dans la pratique du magnétisme autant de bonheur que j'en ai retiré. Saviez-vous qu'en vous entraînant à pratiquer, vous vous exercez efficacement au bonheur ? Tous les exercices que je vous ai donnés, tous les ingrédients du protocole (purification, méditation, prière) sont des moyens très efficaces pour amplifier votre état intérieur de bonheur. En quelque sorte, c'est une récompense secondaire de vos efforts ! En vous efforçant d'apprendre à soulager avec générosité la souffrance, vous retirez pour vous-même de merveilleux bénéfices. Cela rejoint les dernières découvertes sur le cerveau qui montrent qu'être altruiste et contribuer au bonheur de nos semblables est la plus grande source d'épanouissement personnel. En aidant autrui, l'être humain accède à son propre bonheur.

AVERTISSEMENT : ATTENTION AUX HUILES ESSENTIELLES !

Les huiles essentielles sont des principes actifs très puissants qui doivent être employés selon des indications très précises. Mes préconisations se limitent rigoureusement pour le magnétisme, **en usage externe** et **exclusivement sur des adultes**.

En aucune façon les huiles essentielles ne doivent être appliquées pures sur la peau, mais **uniquement diluées dans une huile végétale**, et jamais près des muqueuses ni des yeux.

Certaines huiles contiennent des composés auxquels certaines personnes peuvent être allergiques. **Aussi est-il préférable, avant toute utilisation externe, d'effectuer un test de tolérance.** Il consiste à déposer une goutte de l'huile essentielle dans le pli du coude et à attendre 48 heures pour vérifier l'absence de réaction cutanée.

Veuillez noter également que certaines huiles essentielles sont photosensibilisantes, c'est-à-dire qu'il ne faut pas s'exposer au soleil pendant un certain laps de temps après leur application. Reportez-vous à la notice de chaque huile essentielle utilisée.

Par ailleurs, l'usage des huiles essentielles est **très fortement déconseillé aux femmes enceintes et allaitantes**, aux **jeunes enfants**, ainsi qu'aux personnes souffrant de **problèmes neurologiques** ou de **graves problèmes de santé**.

Les huiles essentielles **ne doivent pas être ingérées**, sauf avis médical avisé.

Enfin, elles doivent être **rangées hors de portée des enfants et des animaux**.

Si vous avez le moindre doute, n'hésitez pas à demander l'avis d'un professionnel de la santé (médecin traitant, pharmacien, naturopathe…)[15].

15. Pour plus d'informations sur les huiles essentielles et leur utilisation, et notamment sur leurs précautions d'emploi, veuillez consulter en ligne le dossier très complet du site Aroma Zone : https://www.aroma-zone.com/info/dossier-thematique/aromatherapie-et-cosmetique-modes-utilisation-huiles-essentielles

TABLE DES MATIÈRES

DANS LA MÊME COLLECTION

Numérologie karmique

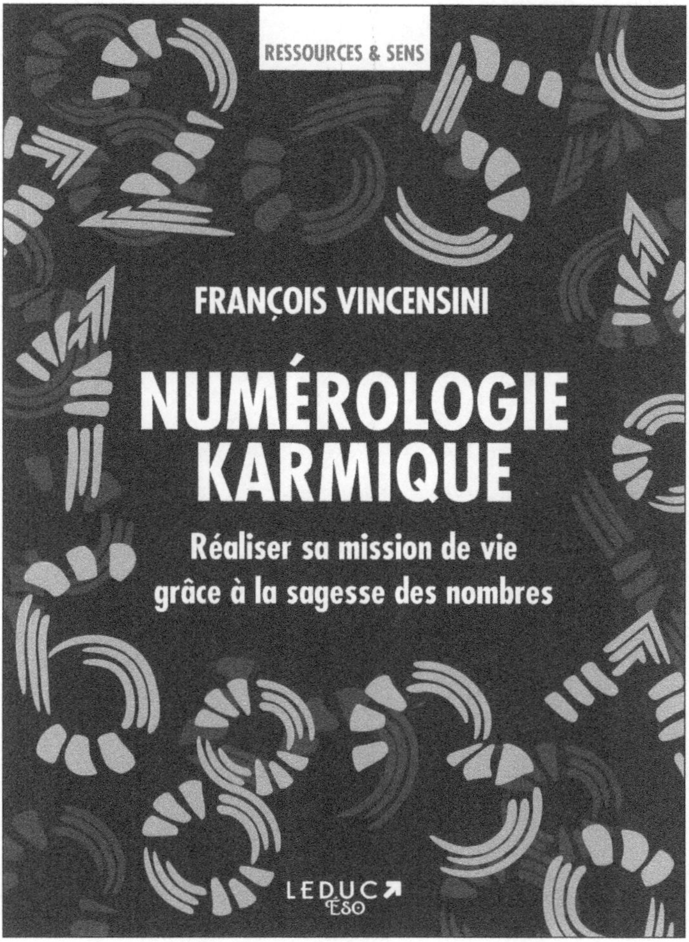

224 pages
15 x 21 cm
17 €

DANS LA MÊME COLLECTION

Secrets de chaman urbain

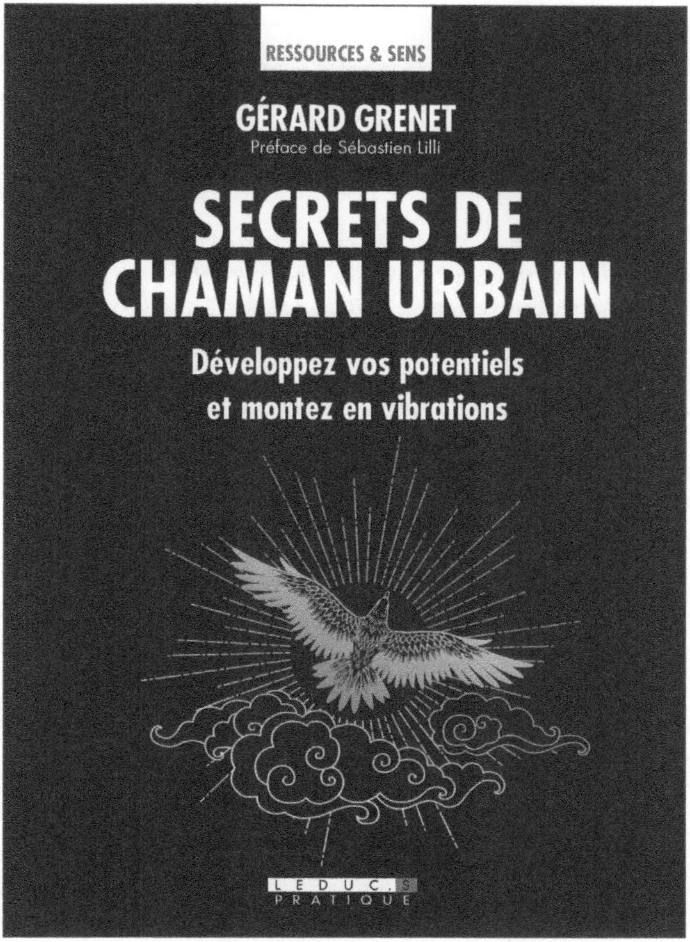

384 pages

15 x 21 cm

18 €

Cet ouvrage est composé de matériaux issus de forêts bien gérées certifiées FSC®, de matériaux recyclés et de matériaux issus d'autres sources contrôlées.

Le Forest Stewardship Council® est une organisation internationale non gouvernementale qui encourage une gestion écologiquement adaptée, socialement bénéfique et économiquement viable des forêts de la planète.

Pour en savoir plus, consultez le site www.fsc.org

FSC
www.fsc.org
MIXTE
Papier | Pour une gestion forestière responsable
FSC® C022829

Achevé d'imprimer en septembre 2022
sur les presses de la Nouvelle Imprimerie Laballery
58500 Clamecy

Septième tirage

Dépôt légal : mai 2018

N° d'impression : 208240

Imprimé en France

La Nouvelle Imprimerie Laballery est titulaire de la marque Imprim'Vert®